Dr. med. Sybille Freund
Die Darmverschwörung

Dr. med. Sybille Freund

Die Darmverschwörung

HPU als mögliche Ursache für Nahrungsmittelunverträglichkeiten

Mentoren-Media-Verlag

Der Verlag weist ausdrücklich darauf hin, dass im Text enthaltene externe Links vom Verlag nur bis zum Zeitpunkt der Buchveröffentlichung eingesehen werden konnten. Auf spätere Veränderungen hat der Verlag keinerlei Einfluss. Eine Haftung des Verlags ist daher ausgeschlossen.

Bibliografische Information der Deutschen Nationalbibliothek
Die Deutsche Nationalbibliothek verzeichnet diese Publikation in der Deutschen Nationalbibliografie; detaillierte bibliografische Daten sind im Internet über http://dnb.d-nb.de abrufbar.

1. Auflage

Königsberger Str. 16, 55218 Ingelheim am Rhein

Lektorat & Korrektorat: Deniz S. Özdemir, Sarah Küper, Mainz
Umschlaggestaltung: Nadine Nagel, Mainz
Satz und Layout: Deniz S. Özdemir, Mainz
Autorenfoto: Sybille Freund, Nierstein
Druck und Bindung: MCP, Marki, Polen

ISBN: 978-3-98641-069-8

www.mentoren-verlag.de

Inhaltsverzeichnis

Vorwort

Weizen, Milchprodukte, Eier, Fruchtzucker, Milchzucker, Gluten ... Die Auflistung ist unendlich lang. Immer mehr Leute scheinen unter Nahrungsmittelunverträglichkeiten zu leiden. Wir sehen es sogar schon, wenn wir einkaufen gehen. Es kommen ständig neue Produkte auf den Markt, die allen möglichen Nahrungsmittelunverträglichkeiten entgegenkommen. Die erste Reaktion auf Nahrungsmittelunverträglichkeiten besteht schließlich darin, die Nahrungsmittel zu meiden und die Ernährung komplett umzustellen. Leider ist das nicht unbedingt DIE Lösung, da sich Nahrungsmittelunverträglichkeiten auch verändern können. Plötzlich sind Nahrungsmittel unverträglich, die vorher verträglich waren. Andere wiederum, die man vorher überhaupt nicht essen konnte, sind auf einmal wieder verträglich. Wenn aber die jeweilige Reaktion immer nur eine Ernährungsumstellung ist, ist im Endeffekt nicht viel gewonnen. Stattdessen ist es wichtig herauszufinden, weshalb man die Nahrungsmittelunverträglichkeiten entwickelt hat.

Eine von mehreren möglichen Ursachen ist eine Stoffwechselschwäche, die immer häufiger aufzutreten scheint: die Hämopyrrollaktamurie, kurz HPU. Die HPU führt in erster Linie zu Mikronährstoffmangel, wie z.B. zum Fehlen von Zink und Vitamin B6. Ursächlich dafür, dass die Symptome der HPU immer häufiger gesehen werden, ist wahrscheinlich, dass unser Essen immer weniger Mikronährstoffe enthält.

Die Verbindung zwischen der Stoffwechselschwäche HPU und den resultierenden Nahrungsmittelunverträglichkeiten ist hauptsächlich eine Entgiftungsstörung, die durch die HPU hervorgerufen wird.

Was es mit der Entgiftung grundsätzlich auf sich hat, wie eine Störung der Entgiftung den Darm in Mitleidenschaft zieht und weshalb es dann zu Nahrungsmittelunverträglichkeiten kommen kann, wird in diesem kleinen Buch erklärt.

Außerdem werden Lösungsansätze und Auswege für Nahrungsmittelunverträglichkeiten dargestellt, die auf dieser häufigen Stoffwechselschwäche basieren.

Hinweis:
Aus Gründen der besseren Lesbarkeit wurde in diesem Buch bei Personenbezeichnungen und personenbezogenen Hauptwörtern die männliche Form (das generische Maskulinum) verwendet. Sämtliche Angaben beziehen sich jedoch selbstverständlich auf Angehörige aller Geschlechter.

Übersicht zu diesem Kapitel:

Kapitel 1
Die gesunde Verdauung und der gesunde Darm – ein kurzer Überblick

Die Verdauung fängt im Kopf an! Das klingt vielleicht erst einmal komisch, aber wenn wir im Begriff sind etwas zu essen, stellen wir uns zunächst darauf ein, dass wir im nächsten Moment Nahrung zu uns nehmen werden. Wir riechen das Essen. Wir sehen das Essen. Wir freuen uns auf das Essen. Und wir sollten zum Essen auf jeden Fall Ruhe haben, damit sich das Gehirn darauf einstellen kann, alle Maßnahmen zu ergreifen, die nötig sind, um das Essen gut verdauen und möglichst alle Nährstoffe verwerten zu können.

So spielt auch die Nase eine sehr große Rolle bei der Verdauung. Sobald wir leckeres Essen riechen, bereitet sich der Verdauungstrakt darauf vor, dass in absehbarer Zeit etwas gegessen wird. Wir merken das z.B. daran, dass uns das »Wasser im Mund zusammenläuft«. Und interessanterweise erkennen wir, so die neuesten Forschungsergebnisse, die Duftstoffe nicht etwa mittels ihres molekularen Aufbaus, sondern anhand ihrer Frequenz. Um das kurz zu erläutern: Wenn wir ein kleines Molekül auf der Riechschleimhaut der Nase wahrnehmen, dann geht es nicht darum, wie das Molekül geformt ist, sondern wie es vibriert bzw. welche Frequenz es hat. Versuche, bei denen man eine Molekülart auf die Riechschleimhaut aufgebracht und anschließend ihr Gewicht verändert hat, das Molekül also schwerer gemacht hat, belegen diese Theorie. Die Moleküle waren im Prinzip identisch, jedoch schwergewichtiger. Dadurch hatten sie eine andere Frequenz – und erzeugten für den Menschen einen anderen Geruch. Interessanterweise rochen diese Moleküle also nicht anders, weil sie sich in ihrer Struktur unterschieden, sondern weil sie unterschiedlich schwer waren und anders vibrierten. Somit kann man aus diesen Untersuchungen den Rückschluss ziehen, dass der Geruchssinn nicht wirklich durch die Moleküle selbst ausgelöst wird, sondern vielmehr durch ihre Frequenzen.[1]

Ein anderer Aspekt, der vielen Menschen nicht bekannt ist, ist, dass die Nase den größten Teil der Geschmackswahrnehmung übernimmt. Die Zunge hat daran nur einen geringen Anteil. Mit der Zunge stellen wir fest, ob etwas süß, bitter, sauer oder salzig ist. Die Zungenspitze ist für die süße Wahrnehmung zuständig. An den vorderen Zungenseiten schmecken wir salzige, an den hinteren Zungenseiten saure und hinten auf der Zunge bittere Komponenten.

Wenn wir durch eine Viruserkrankung oder durch Schnupfen einmal nichts riechen oder schmecken können, dann hat das damit zu tun, dass die Nase – genauer

1 Vgl. Marco Paoli et al. (2016). Differential Odour Coding of Isotopomers in the Honeybee Brain, https://www.ncbi.nlm.nih.gov/pmc/articles/PMC4762004/; besucht am 03.12.2022.

gesagt der Geruchsnerv – nicht mehr richtig funktioniert. Im Normalfall also erfolgt ein Großteil der Geschmackswahrnehmung über den Geruchsnerv.

Sobald wir das Essen in den Mund nehmen und kauen, beginnt ein sehr wichtiger Vorgang, der vielen Menschen leider nicht hinreichend bekannt ist. Er ist aber ein Grund dafür, weshalb langsam gegessen werden sollte: Mit dem Speichel wird ein Enzym (Enzyme sind Stoffe, die andere Stoffe umwandeln und als Katalysator spezifische chemische Reaktionen beschleunigen können) ausgeschüttet, das sich Amylase nennt. Zusammen mit ordentlichem Kauen setzt die Amylase bereits im Mund Verdauungsvorgänge in Gang, die für die weitere Verdauung grundlegend sind.

Wenn die Nahrung dann ordentlich zerkaut und schön eingespeichelt ist, schlucken wir sie herunter und sie gelangt durch die Speiseröhre in den Magen. Im Magen vermischt sich dieser Speisebrei allmählich mit Salzsäure und verschiedenen Verdauungsenzymen. Das Milieu im Magen ist extrem sauer und soll ermöglichen, dass nur wenige Erreger durch ihn hindurch in den Darm gelangen.

An diesem Punkt finde ich es sehr spannend, dass wir in der Medizin häufig **Bakterien** für den Darm einsetzen, die oral (also über den Mund) eingenommen werden und unversehrt im Darm ankommen, sprich die Säure im Magen überleben. Bakterien dieser Art gibt es sogar in Form von Tropfen oder aufgelöstem Pulver, also ohne säurefeste Ummantelung, wie etwa bei Kapseln. Diese Darmbakterien, die man in Form von Tropfen oder Pulver aufnimmt, wandern durch den Magen hindurch bis hinunter in den Darm, um an der richtigen Stelle anzukommen und den Darm zu unterstützen. Interessanterweise gehen die Darmbakterien nicht im Magen kaputt – trotz der starken Säure dort. Weshalb das so ist, ist unklar.

Ganz im Gegenteil: Wir Menschen haben sogar Bakterien, die im Magen leben und auch dort hingehören – selbst, wenn man lange Zeit dachte, der Magen sei aufgrund der Säure keimfrei.[2] Gleichermaßen haben wir Bakterien im ganzen Körper, sei es im Darm, auf der Haut, in der Lunge, in der Nase oder im Mund, die dort üblicherweise vorkommen. Überall im Körper befinden sich also Bakterien, die uns wohlgesonnen sein können und wichtige Funktionen übernehmen. An diesen Gedanken sollten wir uns gewöhnen. Keimfreiheit ist für den Körper nicht normal.

Andererseits können in jedem Körperbereich Erreger überhandnehmen. Dann entstehen möglicherweise Beschwerden, die man therapieren muss.

---

2 Vgl. Xiaosun Liu et al. (2019). Alterations of gastric mucosal microbiota across different stomach microhabitats in a cohort of 276 patients with gastric cancer, https://pubmed.ncbi.nlm.nih.gov/30584008/; besucht am 03.12.2022.

Wenn das Essen schließlich im Magen angekommen ist, verbleibt es dort einige Zeit. Es wird immer wieder durchgeknetet und mit Verdauungssäften versetzt. Irgendwann öffnet sich der Magenpförtner und lässt den Speisebrei in den Zwölffingerdarm, durch den er danach in den Dünndarm fließt. Auf dem Weg zum Dünndarm wird von der Gallenblase Gallenflüssigkeit zum Speisebrei hinzugegeben. Diese Gallenflüssigkeit hat nicht nur die Aufgabe, die Verdauung von Fetten zu verbessern, sondern auch die, den Dünndarm von unerwünschten Erregern zu säubern.

Der Dünndarm hat eine extrem große Oberfläche von geschätzten 100 bis 200 Quadratmetern. Dadurch, dass er viele kleine Faltungen aufweist, ist seine entfaltete Oberfläche erst so riesig. Aus diesem Grund können wir eine unglaubliche Vielzahl an Nährstoffen aufnehmen.

Eine wichtige **Aufgabe des Dünndarms** besteht darin, Giftstoffe erst gar nicht in den Körper hineinzulassen. Bei genauer Betrachtung des Körpers ist unser Darm nämlich gar nicht »innen«, sondern »außen«! Wenn man sich vorstellt, man würde einen Menschen von der Seite betrachtet in der Hälfte durchsägen, dann gehört der Mund schon mal zum äußeren Bereich des Körpers. Und dieser ganze Schlauch, der vom Mund bis runter zum After durch uns durchgeht, ist ebenfalls Außenfläche. Diese Außenfläche schützt den Körper davor, unerwünschte Komponenten ins Innere des Körpers aufzunehmen. Über sie können nicht nur Nährstoffe, sondern im schlechtesten Fall auch Gifte aufgenommen werden.

Der Darm ist im Normalfall jedoch dicht genug, damit solche Gifte nicht in den Körper hineinkommen können.

Eine weitere Aufgabe des Darms ist es, sämtliche verfügbaren Nährstoffe aufzunehmen: Mineralien, Vitamine, Eiweiße, Kohlenhydrate und Fette. In manchen Fällen gibt es dafür bestimmte Transporter, also kleine »Busse« (Transportmoleküle), die die Nährstoffe in die Darmzelle »hineinfahren«. Denn die Nährstoffe sollen nicht zwischen den Zellen hindurch ins Blut gelangen. Das kann im krankhaften Fall tatsächlich passieren. Im Normalfall sollten die Nährstoffe mit den »Bussen« dagegen in die Zellen »hineingefahren« und dann auf der anderen Seite der Zellen wieder »herausgefahren« werden. Anschließend gelangen sie ins Blut und mithilfe des Bluts in die Leber.

Hier ein kleiner Exkurs zu den Bakterien des Dünndarms: Der Dünndarm hat, wie viele Bereiche des Körpers, sein eigenes Milieu. Er ist ebenfalls mit bestimmten Bakterien besiedelt, obwohl eigentlich lange davon ausgegangen wurde, dass er möglichst bakterienarm sei. Neuere Erkenntnisse zeigen: Der Dünndarm hat und braucht seine eigenen Bakterien. Es sind allerdings deutlich weniger, als wir weiter unten im Dickdarm finden.

Unabdingbar für die Verdauung ist außerdem, dass die Schleimhautoberfläche des Darms von einer Schleimschicht bedeckt ist. Diese Schleimschicht wird durch Bakterien gebildet, die *Akkermansia muciniphila* heißen. *Mucus* ist der Schleim und *Philus* der Freund. Diese Bakterien sind also »Schleimfreunde«. Sie fressen den Schleim und bilden ihn gleichzeitig neu. Der Darmschleim ist sehr wichtig für unsere Bakterien, etwa für die Laktobazillen, die milchsäurebildenden Bakterien. Sie sorgen für ein Milieu, das die Schleimhaut und das Mikrobiom (Gesamtheit aller Mikroorganismen) schützt.

Im nächsten Schritt kommt der Speisebrei dann in den Dickdarm. Dort finden wir viele Bakterien unterschiedlichster Art – so viele, dass nach der Stuhlausscheidung bis zur Hälfte des Stuhls aus Bakterien besteht.

Die **Aufgabe des Dickdarms** liegt hauptsächlich in der Rückgewinnung von Wasser und Mineralstoffen (Elektrolyten) und somit in der Eindickung des wässrigen Stuhls aus dem Dünndarm. Denn im Dünndarm ist im Stuhl noch recht viel Wasser vorhanden. Bemerkbar macht sich das, wenn man Durchfall bekommt: Wenn sich ein schädlicher Stoff (z.B. Erreger oder Gifte) im Darm befindet, reagiert der Dünndarm und die Darmwand gibt Wasser, Elektrolyte und Schleim in den Darm ab. Der Dickdarm wird in dieser Situation an der Aufnahme des Wassers gehindert. Das Wasser verbleibt im Stuhl. Dieser wird folglich wässriger, was wir als Durchfall kennen.

Wenn der Stuhl den Dickdarm im gesunden Fall passiert, wird eben dieses Wasser wieder zurückgewonnen, sodass nicht so viel Wasser verloren geht. Dadurch bleibt genügend Wasser im Körper und er trocknet nicht aus. Nachdem das Wasser vom Körper aufgenommen wurde und die Elektrolyte zurückgewonnen sind, wird der Stuhl ausgeschieden.

Was ist ein normaler Stuhlgang und was nicht?

Man sagt im Allgemeinen, dass man mindestens einmal in der Woche bis hin zu dreimal am Tag Stuhlgang haben kann. Alles in diesem Bereich gilt als normal. Allerdings ist ein Stuhlgang alle ein bis zwei Tage schon wünschenswert, damit der Stuhl nicht so lange im Darm liegt und die in ihm enthaltenen toxischen Stoffe die Darmschleimhaut nicht reizen.

Ein normaler Stuhlgang sollte aussehen wie eine Banane. Das heißt: Der Stuhl kommt in einem Stück raus und liegt dann in der Toilette bzw. wird runtergespült. Idealerweise müsste man sich gar nicht den Po abwischen, weil alles sehr sauber abgehen sollte. Leider gibt es aber verschiedene Formen von Stuhlgang, wie z.B. breiigen Stuhl, Hasenknödel oder Durchfälle. Und das ist dann nicht mehr gesund. Insgesamt kann man sagen, dass die normale Verdauung den Menschen überhaupt nicht stören sollte. Weder Bauchschmerzen noch Blähungen – im besten Fall spürt man seinen Darm gar nicht. Genau dann können wir von einer gesunden Verdauung sprechen.

Erfahrungsbericht

Ein Notfalltermin in der Praxis! Eine Familie möchte unbedingt sofort kommen, weil sie bei sich gegenseitig »Pocken im Hals« festgestellt haben. Der Hals würde auch etwas weh tun. Die Familie bekommt am selben Tag einen Termin und erscheint vollzählig. Sie wirken alle ziemlich beunruhigt. Nach dem ersten Patienten, den ich mir anschaue, entscheide ich, nicht mehr weiter zu untersuchen. Des Rätsels Lösung: Es handelt sich um Wallpapillen der Zunge! Das sind sehr große Papillen (warzenförmige Erhebungen des Gewebes) im hinteren Teil der Zunge. Einfach mal in den Spiegel schauen, Zunge weit rausstrecken, dann können Sie sie sehen! Wie schön, dass nicht alle Notfälle wirkliche Notfälle sind!

Zusammenfassung:

- Die Verdauung fängt im Kopf an! Wenn wir etwas essen, stellt sich unser Kopf darauf ein. Das heißt: Wir riechen das Essen. Wir sehen das Essen. Wir freuen uns auf das Essen.
- Zusammen mit ordentlichem Kauen setzen zuständige Enzyme schon im Mund grundlegende Verdauungsvorgänge in Gang.
- Gelangt die Nahrung in den Magen, ermöglicht dessen saures Milieu, dass nur wenige Erreger durch ihn hindurch in den Darm gelangen.
- Wir Menschen haben im ganzen Körper Bakterien, die unseren Körper unterstützen und wichtige Funktionen übernehmen. Andererseits können in jedem Körperbereich Erreger überhandnehmen und Beschwerden hervorrufen.
- Die Aufgabe des Dünndarms liegt darin, sämtliche verfügbaren Nährstoffe aus der Nahrung aufzunehmen und die Giftstoffe hingegen abzusondieren.
- Die Aufgabe des Dickdarms liegt hauptsächlich in der Rückgewinnung von Wasser und Mineralstoffen und somit in der Eindickung des wässrigen Stuhls aus dem Dünndarm. Dadurch bleibt genügend Wasser im Körper und er trocknet nicht aus.
- Im Allgemeinen kann man mindestens einmal in der Woche bis hin zu dreimal am Tag Stuhlgang haben. Alles in diesem Bereich gilt als normal.

Übersicht zu diesem Kapitel:

Kapitel 2
Nahrungsmittelunverträglichkeiten

Wie kommt es zu einer Nahrungsmittelintoleranz und weshalb sind manche Menschen eher davon betroffen und manche nicht?

Es gibt sehr unterschiedliche Nahrungsmittelunverträglichkeiten. Bei manchen handelt es sich um echte Allergien. Diese werden im Blut durch spezielle Antikörper vermittelt, die zu einer schnellen Reaktion in verschiedenen Bereichen des Körpers führen können. Das merkt man zum Beispiel bei einer Apfelallergie: Sobald man einen Apfel isst, fängt es im Mund an zu bitzeln. Oder man trinkt ein Glas Milch und bekommt schlagartig Bauchschmerzen oder Durchfall. Auch beim Verzehr von Krabben oder anderen Meeresfrüchten kann es zu einer allergischen Reaktion in Form von Hautausschlag oder dem Zuschwellen des Halses kommen. Das sind Allergien vom »Soforttyp«, die durch IgE-Antikörper im Blut vermittelt werden und kurzfristig auftreten.

Dagegen gibt es Allergien mit einer langsamen Reaktion, die durch IgG4-Antikörper vermittelt werden. Bei dieser Art von Allergie tritt die Folge deutlich später ein: Wenn ich heute beispielsweise ein Brötchen aus Weizenmehl esse, kann es sein, dass ich ein bis drei Tage später Gelenkschmerzen habe oder Kopfschmerzen, Schwindel, Hautausschläge oder Magen-Darm-Beschwerden auftreten. Diese langsamen Allergien oder auch Unverträglichkeiten, die über IgG4-Antikörper vermittelt werden, lasse ich in meiner Praxis sehr häufig vom Labor untersuchen. Die IgG4-Unverträglichkeiten finden wir am häufigsten gegen Getreide, tierische Milch, Kasein (Proteinanteil von tierischer Milch) und Hühnereier. Diese Unverträglichkeiten kann man nicht einfach feststellen, indem man allein Nahrungsmittel ausprobiert. Professionelle Hilfe ist an dieser Stelle nötig. Andere Nahrungsmittelunverträglichkeiten kann man dagegen durchaus selbst bemerken, wie z.B. die zuvor genannten schnell reaktiven IgE-vermittelten Allergien.

Echte Allergien gegen Nahrungsmittel, also Nahrungsmittelallergien, entstehen im Laufe des Lebens und können bei jedem Menschen auftreten. Ihre Grundlage haben sie in der Veränderung der Balance des Immunsystems. Sie können durch unterschiedlichste Ursachen ausgelöst werden, z.B. durch Infektionen, Stress, Medikamente etc.

Dann gibt es noch weitere Nahrungsmittelunverträglichkeiten wie etwa die Milchzuckerunverträglichkeit, die sogenannte **Laktoseintoleranz**. Sie kommt sehr viel häufiger vor, als man denkt. Jedoch handelt es sich bei solch einer Unverträglichkeit nicht um eine Allergie. Denn je älter man ist, desto häufiger tritt sie auf, weil wir uns immer mehr vom Babyalter entfernen, in dem wir von Milch gelebt haben. Im Erwachsenenalter braucht man keine Milch mehr und würde sie unter natürlichen

Bedingungen auch nicht in größeren Mengen zu sich nehmen. Das milchzuckerabbauende Enzym Laktase wird mit zunehmendem Alter vom Körper in geringerem Maße gebildet – womit zu erklären ist, dass mit zunehmendem Alter häufiger eine Laktoseintoleranz auftritt. Übrigens können Menschen aus asiatischen Ländern oder Afrika häufig gar keine Laktose zu sich nehmen, weil sie grundsätzlich nicht das Enzym haben, das den Milchzucker verdauen kann. Es fehlt ihnen, weil sie nicht die genetische Anlage haben, es zu bilden. Sie vertragen somit überhaupt keine Lebensmittel mit Laktose.

Bekannt ist auch die **Fruktoseintoleranz**, die Fruchtzuckerunverträglichkeit. Die Fruktoseintoleranz entsteht aufgrund von Dysbalancen im Darm, die dazu führen, dass der Transporter, der den Fruchtzucker in die Darmzellen bringen soll, nicht in ausreichenden Mengen vorhanden ist. Es handelt sich also eher um eine Aufnahmestörung als um eine Unverträglichkeit. Wenn sich der Fruchtzucker im Darm ansammelt, stürzen sich die Bakterien darauf und es kommt zu Blähungen und Durchfällen. Diese Unverträglichkeit kann man beispielsweise selbst bemerken, wenn man viel Obst isst und plötzlich einen Blähbauch oder Durchfall bekommt oder auch Übelkeit verspürt.

Genauso verhält es sich auch mit der Laktoseintoleranz. Auch diese Unverträglichkeit kann man feststellen, wenn man nach dem Verzehr von Milchprodukten direkt Bauchschmerzen bekommt. In meiner Praxis führen wir solche Laktose- und Fruktoseintoleranz-Untersuchungen eher ungern durch. Für diese Tests muss der Patient nämlich eine große Menge an Laktose oder Fruktose zu sich nehmen. Dementsprechend starke Beschwerden kann er dann entwickeln. Bei dem oralen Fruktoseintoleranz-Test kann es zudem zu massiver Unterzuckerung kommen, die bis zu zwei Tage lang anhalten kann.

Ich verlasse mich während der Anamnese lieber auf die Beschreibungen der Patienten und versuche über das Gespräch mit den betroffenen Personen herauszufinden, ob wir an eine Laktose- oder Fruktoseintoleranz denken müssen.

Des Weiteren gibt es die **Histaminintoleranz**. Histamine sind Stoffe, die entstehen, wenn Lebensmittel altern. Deshalb treten sie besonders häufig beim Verzehr von z.B. altem Käse, Sauerkraut oder nicht ganz frischen Meeresfrüchten oder Fisch auf. Histamin kommt aber leider auch in Lebensmitteln vor, die ganz unverdächtig wirken, wie beispielsweise in manchen Nüssen oder in Zitrusfrüchten. Andere Lebensmittel, wie z.B. Schokolade, haben den Ruf, die Histamin-Ausschüttung anzuregen. Dieses Thema ist sehr komplex, weswegen ich es hier nur kurz umreiße:

Histamin kommt nicht nur in Nahrungsmitteln vor, sondern wird auch vom Körper selbst (im Blut) oder von Bakterien (im Darm) produziert. Während manche Menschen größere Mengen aufgenommenes Histamin verarbeiten können, zeigen andere schon bei geringerer

Zufuhr Unverträglichkeitsreaktionen. Fehlt im Darm dann auch noch ein Abbauenzym für Histamin (die DAO, Diaminoxidase) und wird der Körper über den Darm mit viel Histamin geflutet, kann das zu starken Reaktionen führen. Es entstehen Schweißausbrüche, Herzrasen, Hautausschläge, hoher Blutdruck, das Gesicht färbt sich rot etc. Weil diese Folgen recht zügig eintreten, kann man eine solche Unverträglichkeit auch selbst feststellen. Das heißt, ich kann mit meinen Patienten darüber sprechen, welche Nahrungsmittel bei ihnen solche Reaktionen hervorrufen.

Eine weitere verbreitete Unverträglichkeit ist die **Glutenintoleranz**, die in zwei Formen auftritt: Zum einen gibt es eine immunologische Reaktion, die mit veränderten Blutparametern sowie massiven Veränderungen der Darmschleimhaut einhergeht. Diese nennt man *einheimische Sprue*. Bei dieser Unverträglichkeit muss der Patient dauerhaft auf jegliche Glutenzufuhr verzichten.

Es gibt aber auch Glutenunverträglichkeiten, die dadurch entstehen, dass unsere Verdauungsenzyme nicht in ausreichendem Maß gebildet werden. Das kann jeden von uns betreffen, wenn wir z.B. Stress ausgesetzt sind. Sobald wir Stress haben, nicht mehr richtig kauen und nicht ordnungsgemäß verdauen können, sprich, sobald wir uns nicht mehr richtig auf das Essen einlassen können, werden nicht genügend Verdauungsenzyme gebildet. Dann kann das große Molekül *Gluten* nicht mehr richtig abgebaut werden. Infolgedessen wird es von Bakterien zersetzt. Es entstehen eventuell Fäulnisgase und es kann zur Gärung kommen. Das führt dazu, dass das Mikrobiom (umgangssprachlich auch »Darmflora« genannt) geschädigt wird und dass wiederum Verdauungsstörungen entstehen.

Schlussendlich gibt es noch weitere Unverträglichkeiten, die jedoch eher seltener auftreten. Dazu gehören unter anderem die Salizylatunverträglichkeit sowie Unverträglichkeiten gegen beispielsweise Konservierungsmittel, Farbstoffe, Emulgatoren, Schwefel etc.

Zusammenfassend haben all diese Nahrungsmittelunverträglichkeiten gemeinsam, dass sie durch ein gestörtes Darmmilieu entweder hervorgerufen oder verstärkt werden können. Manche Menschen haben eine genetische Veranlagung zu bestimmten Unverträglichkeiten. Andere wiederum können schlecht entgiften und schädigen dadurch permanent ihr Mikrobiom. Wieder andere Menschen haben anhaltenden Stress und bilden deshalb nicht genügend Verdauungsenzyme, wodurch das Mikrobiom in seiner bakteriellen Zusammensetzung verändert wird. Wenn die Darmbakterien nicht mehr in ausreichendem Maß vorhanden oder in einer bestimmten Balance zueinander sind, kann es zu Blähungen, Krämpfen und Entzündungen kommen. Dann entstehen im Darm Symptome wie Durchfälle, Bauchschmerzen, Übelkeit und Erbrechen und in anderen Körperbereichen z.B. Juckreiz,

Kopfschmerzen, Schwindel, aber eventuell auch Asthma, Herzrhythmusstörungen und so weiter.

Der Darm hat eine enge Verbindung zu unserem Immunsystem und Nahrungsmittelunverträglichkeiten sind sehr häufig immunologische Reaktionen. Deshalb ist die Unterstützung des Darms durch verschiedene Maßnahmen, die wir später noch kennenlernen werden, sinnvoll. Durch sie kann man Nahrungsmittelunverträglichkeiten mildern bzw. in vielen Fällen auch heilen.

Ursachen erkennen ist besser als Symptome behandeln

Wenn eine Nahrungsmittelunverträglichkeit festgestellt wurde, kann man sicherlich die entsprechenden Nahrungsmittel einfach weglassen. Natürlich kann man auch Medikamente einnehmen: gegen Sodbrennen, Durchfall, Blähungen usw. Aber langfristig ist das keine Lösung! Wir sollten besser einen Blick auf die Ursachen der Nahrungsmittelunverträglichkeiten werfen und uns gut überlegen, wie es überhaupt dazu gekommen ist. War die betroffene Person zum Beispiel sehr großem Stress ausgesetzt und hat dieser dann zu einer Veränderung des Mikrobioms und in der Folge dann zu einer Nahrungsmittelunverträglichkeit geführt? In solchen Fällen ist es notwendig, die Lebensgewohnheiten zu überprüfen und an allen möglichen Stellen den Stress herunterzufahren bzw. die eigene Resilienz zu steigern, sodass einem der Stress nicht ganz so viel anhaben kann. Zudem sollte natürlich auch der

Darm wieder aufgebaut und das Mikrobiom in Ordnung gebracht werden.

Es gibt aber noch weitere Faktoren, die zu Nahrungsmittelunverträglichkeiten führen können. Bekannt sind z.B. Antibiotika, die die Darmflora für Monate oder sogar Jahre nach der Einnahme stören können.[3] Weniger bekannt hingegen ist die Tatsache, dass Aspirin, Ibuprofen, Magensäureblocker, Fettsenker und Psychopharmaka das Mikrobiom ebenfalls stark verändern können.[4, 5] Auch sie können somit indirekt zu Nahrungsmittelunverträglichkeiten führen. Sehr häufig werden auch Säureblocker gegen Sodbrennen eingenommen. Da weiß man dann jedoch nicht mehr, was Henne oder Ei ist, denn das Sodbrennen hat ja auch eine Ursache. Häufig liegt dem Sodbrennen ebenfalls eine Nahrungsmittelunverträglichkeit

---

3 Vgl. Hubert, M. (2017). Mikrobiom oft noch Jahre nach Antibiose verändert, https://www.aerztezeitung.de/Medizin/Mikrobiom-oft-noch-Jahre-nach-Antibiose-veraendert-306206.html; besucht am 03.12.2022.

4 Vgl. A. S. McGovern et al. (2019). A review of the antimicrobial side of antidepressants and its putative implications on the gut microbiome, https://pubmed.ncbi.nlm.nih.gov/31558039/; besucht am 03.12.2022.

5 Vgl. Q. Le Bastard et al. (2018). Systematic review: human gut dysbiosis induced by non-antibiotic prescription medications, Alimentary Pharmacology and Therapeutics, Ther. 47, 332–345.

zugrunde. Wenn wir aber davon ausgehen, dass die Säureblocker aus einem anderen Grund gegeben wurden, dann ist doch offensichtlich klar, dass Säureblocker das Säure-Basen-Verhältnis im Magen-Darm-Trakt verändern. Wenn dieses Verhältnis nicht mehr stimmt, verändern sich die Bedingungen für viele Bakterien und es kommt zu Verschiebungen im Mikrobiom. Erneute Vergärung sowie Fäulnis und Entzündungen können die Folge sein. Die gleiche Problematik kann auftreten, wenn wir Viruserkrankungen oder bakterielle Erkrankungen im Darm haben, die ebenfalls das Mikrobiom durcheinanderbringen. Störungen durch Darmviren (z.B. Coxsackie-Viren, Echo-Viren, Entero-Viren) und Darmbakterien (z.B. Yersinien, Campylobacter) weisen wir in meiner Praxis sogar relativ häufig nach. Diese können dann auch zu weiteren Beschwerden führen, die gar nicht im Magen-Darm-Trakt auftreten, sondern z.B. in den Gelenken oder in anderen Bereichen des Körpers. Ursprünglich beginnt die Erkrankung allerdings auch hier im Magen-Darm-Trakt. Infolgedessen kann es dann durch die Störung des Mikrobioms ebenfalls zu Nahrungsmittelunverträglichkeiten kommen.

Eine weitere interessante Ursache ist übrigens die allgemeine internationale Reisetätigkeit. Eine Flugreise kann tatsächlich dazu führen, dass das Mikrobiom des Darms komplett durcheinandergebracht wird. So hatten wir schon Patienten, die seit einer Flugreise starke Magen-Darm-Störungen mit Nahrungsmittelunverträglichkeiten hatten. Das war jedoch nicht auf eine Infektion im Urlaub oder im Ausland zurückzuführen, sondern entstand aufgrund der Umstellung des Mikrobioms durch die Flugreise.

Im nächsten Kapitel werde ich auf die HPU als weitere Ursache von Nahrungsmittelunverträglichkeiten eingehen. Da diese Ursache grundlegend ist, möchte ich sie ausführlicher besprechen.

Erfahrungsbericht

Ein Junge kommt mit Kopfschmerzen in unsere Praxis. Schon seit einem Dreivierteljahr leidet er daran und hat deshalb starke Probleme in der Schule. Der Schüler kann dem Unterricht nicht folgen und hat Schwierigkeiten, seine Hausaufgaben zu machen, weil er ständig diese drückenden Kopfschmerzen hat. Bislang war er beim Augenarzt, bei der Physiotherapie sowie beim Hausarzt. Mittlerweile ist es schon so weit, dass man ihm unterstellt, er wolle nicht lernen – oder aber man spricht über psychische Störungen oder zieht sogar eine Depression in Erwägung. Magen-Darm-Störungen hat er nicht in ausgeprägtem Maß. Wir untersuchen ihn in Bezug auf Nahrungsmittelunverträglichkeiten der Klasse IgG4. Dabei stellen wir fest, dass er eine Weizeneiweißunverträglichkeit hat. Es handelt sich nicht um Gluten, sondern um andere Weizeneiweiße. Von nun an lässt er Weizenprodukte komplett weg – dazu gehören übrigens auch Dinkelprodukte, weil Dinkel und Weizen große genetische Übereinstimmungen aufweisen. Zudem behandeln wir seinen Darm, um die immunologische Situation zu verbessern. Seither sind seine Kopfschmerzen vollständig verschwunden und er kann nun wieder ein ganz normales Leben führen.

Zusammenfassung:

Es gibt unterschiedliche Nahrungsmittelunverträglichkeiten:

1. IgE-Allergie – Allergie vom Soforttyp: Die Reaktion erfolgt innerhalb kurzer Zeit.
2. IgG4-Unverträglichkeit: Eine Unverträglichkeit, die sich erst 1 bis 3 Tage nach der Nahrungsmittelaufnahme zeigt.

- Folgende Nahrungsmittelunverträglichkeiten gelten als die gängigsten: Laktoseintoleranz, Fruktoseintoleranz, Histaminintoleranz und Glutenintoleranz. Weitere Unverträglichkeiten sind z.B. die Salizylatunverträglichkeit sowie Unverträglichkeiten gegen Konservierungsmittel, Farbstoffe, Emulgatoren und Schwefel.

Auf langfristige Zeit sollten die Ursachen der Nahrungsmittelunverträglichkeiten untersucht werden:

- War die betroffene Person zum Beispiel sehr großem Stress ausgesetzt und hat dieser dann zu einer Veränderung des Mikrobioms geführt?
- Wurden Antibiotika eingenommen, die die Darmflora für Monate oder sogar Jahre nach der Einnahme stören können?
- Oder hat beispielsweise die Einnahme von Aspirin, Ibuprofen, Magensäureblockern, Fettsenkern oder Psychopharmaka das Mikrobiom stark verändert?

Übersicht zu diesem Kapitel:

Kapitel 3

Hämopyrrollaktamurie – die Stoffwechselschwäche als mögliche Ursache von Nahrungsmittelunverträglichkeiten

Die Symptome der Stoffwechselschwäche HPU

Regelmäßig kommen Patienten zu uns in die Praxis, die keine Erklärungen für ihre Symptome bekommen haben, obwohl sie zuvor schon von Arzt zu Arzt gewandert sind. Häufig haben sie viele diffuse Beschwerden, die in keine Schublade passen. Doch bevor sie sich bei uns in der Praxis vorstellen, kam in den meisten Fällen niemand auf den Gedanken, dass es sich möglicherweise um eine an sich relativ harmlose Stoffwechselschwäche handeln könnte, die allerdings viele Folgen haben kann. Bei dieser Stoffwechselschwäche handelt es sich um die HPU, die Hämopyrrollatamurie, eine Entgiftungsstörung, auf die ich nun im Weiteren detailliert eingehen werde.

Oftmals leiden Menschen mit HPU an Müdigkeit und Erschöpfung, wodurch sie gerne in die Ecke »psychosomatisch erkrankt« gestellt werden. Häufig kommt allerdings niemand dahinter, warum sie dauernd müde und erschöpft sind. Die üblichen Laboruntersuchungen sind unauffällig, der Ultraschall vom Bauch ist im Rahmen und die Schilddrüse scheint normal zu funktionieren. Dennoch können diese Müdigkeit und Erschöpfung extrem ausgeprägt sein. Besonders schwierig wird es, wenn bei diesen Patienten zudem Angststörungen, Depressionen, eventuell Schizophrenie oder ähnliches festgestellt werden. In diesen Fällen wird leider zu häufig nur auf die Psyche und nicht mehr auf den Körper geschaut.

Bei Kindern mit HPU sehen wir zum Beispiel häufig Hyperaktivität, die sich aus dem Mangel an Zink und Vitamin B6 erklären lässt. Stress und Überdrehtheit bzw. dauerndes Gedankenkreisen spielen bei HPUlern auch eine sehr große Rolle und führen langfristig natürlich automatisch zur Erschöpfung.

Die Kombination aus Erschöpfung und möglicherweise Angst oder Unsicherheit kann typische Ausprägungen von Persönlichkeitszügen hervorbringen. Zum Beispiel kommt es relativ häufig vor, dass HPUler alles kontrollieren müssen, gereizt sind oder ungeduldig werden. Das sind ganz logische Folgen einer Situation, in der man erschöpft und gleichzeitig ein bisschen überdreht oder ängstlich ist.

Oft leiden HPUler unter diversen Schlafstörungen. Sie können nicht einschlafen oder wachen immer wieder auf. Typisch ist das Aufwachen gegen drei Uhr morgens. Aus der chinesischen Medizin wissen wir, dass dies die »Leberzeit« ist. In der Tat: HPU ist eine Entgiftungsstörung – und die Leber ist ein zentrales Organ der Entgiftung im Körper.

Ein anderes sehr typisches HPU-Symptom bezüglich des Schlafs ist, dass HPUler häufig keine Traumerinnerung haben. Sie kommt unter der Therapie meist als Erstes zurück.

Da HPUler häufig ein zu aktives Gehirn haben, dessen Aktivität sie nicht gut einbremsen können, ist ihnen ständig alles zu viel. Zu viel Licht! Zu laute Geräusche! Zu viele Menschen! Zu starke Gerüche!

In Kombination mit diesen Symptomen kommt es häufiger zu hormonellen Störungen, wie z.B. zu Periodenstörungen oder zu einem unerfüllten Kinderwunsch. Auch eine Blutarmut kann eintreten, einmal aufgrund der Periodenstörungen, aber auch, weil die HPU eng mit der Blutbildung verknüpft ist.

Sehr häufig und fast eine Art Leitsymptom bei der HPU ist die Migräne. Sie kann bei Frauen monatlich vor der Periode auftreten, aber auch in mehr oder weniger großen unregelmäßigen Abständen. Die Migräne kann sich in starken, zum Teil auch pulsierenden Kopfschmerzen äußern, die mit Licht- und Geräuschempfindlichkeit einhergehen. Übelkeit und Erbrechen treten gerne in Kombination mit der Migräne ein. Manchmal treten vor den Kopfschmerzen Sehstörungen in Form von farbigen Lichtern, einer Art »Schneegestöber«, auf oder das Sehfeld fällt teilweise aus. Diese Erscheinungen können sich auch ohne Kopfschmerzen zeigen. Im Zusammenhang mit der HPU sehe ich in der Praxis diese Phänomene rund um Migräne extrem häufig.

Bei HPUlern sehen wir in der Mehrzahl der Fälle, dass speziell die Oberarmmuskulatur schwach ausgeprägt sein kann. Unerwartet starker Muskelkater nach leichteren

Tätigkeiten kommt häufig vor. Wenn wir über Muskulatur und den Bewegungsapparat sprechen, sei auch erwähnt, dass Bindegewebsstörungen bei HPUlern in vielen Fällen vorhanden sind. Das Bindegewebe ist schwach, sodass es z.B. bei Schwangerschaften zu Dehnungsstreifen im Bauchbereich oder bei Kindern und Jugendlichen zu Wachstumsstreifen im Po- oder Oberkörperbereich kommt.

Weitere Bindegewebsstörungen sind im Bereich der Gelenke zu finden. So können einzelne Gelenke überbiegbar sein oder auch eine Überbeweglichkeit im ganzen Körper auftreten.

Bei Menschen, die unter einer HPU leiden, kommen häufiger Bandscheibenvorfälle vor. Zu den Bindegewebsschwächen gehören außerdem Krampfadern und Hämorrhoiden, aber auch schnell platzende Gefäße an den Fingern. Es kann vorkommen, dass ein zu festes Zugreifen einen Finger plötzlich blau werden und schmerzen lässt. Dabei handelt es sich dann möglicherweise um ein geplatztes Gefäß. So etwas kann auftreten, ist aber zum Glück nur in der Peripherie des Körpers der Fall und nicht im Kopf oder an einer anderen zentralen Stelle.

Ein weiteres Phänomen, das man schon fast ein »Leitsymptom« nennen kann, besteht darin, dass bei der HPU eine *Hashimoto-Thyreoiditis* und andere Autoimmunerkrankungen auftreten können. Die Hashimoto-Thyreoiditis ist eine Schilddrüsenentzündung, die durch Autoimmunprozesse ausgelöst wird und dazu führt, dass die Schilddrüse manchmal zu aktiv und manchmal nicht aktiv genug ist. Auch hieraus können verschiedene Symptomkomplexe folgen.

Das Immunsystem ist überhaupt ein sehr empfindlicher Bereich, wenn es um HPU geht. HPUler haben häufig Probleme mit Infektionen. Typischerweise sehen wir besonders häufig *Epstein-Barr-Infektionen* und *Borreliose*, aber auch eine Neigung zu Erkältungen, Blasenentzündungen, Pilzerkrankungen, Magen-Darm-Infektionen etc.

Da wir in diesem Buch über Nahrungsmittel und die HPU sprechen möchten, folgen nun einige Hinweise zu Symptomen, die bei der HPU im Bereich des Magen-Darm-Traktes auftreten.

Recht häufig klagen Menschen mit HPU über morgendliche Übelkeit, Sodbrennen und Völlegefühle im Magen. Die Verdauung läuft eher zu langsam, manchmal treten aber auch Durchfälle oder unterschiedliche geformte Stühle auf. Die Diagnose »Reizdarm« steht sehr häufig im Raum. Blähungen, ob riechend oder geruchlos, sind ein Problem, besonders wenn sie im Bauch bleiben und nicht abgehen. Dann kann es zu massiven Bauchschmerzen kommen. Zudem ist leider auch typisch, dass es zu Unterzucker kommt und darauffolgend zu unkontrolliertem Essen. Dann essen die Patienten auch Nahrungsmittel, die sie eigentlich nicht gut vertragen, wodurch in vielen Fällen leider ein Teufelskreis entsteht.

In jedem Fall ist bei der HPU der Darm ein wichtiger Bereich, auf den man seinen Fokus legen muss – sei es durch bewusstes Essen, durch Mikronährstoffe, Darmbakterien und weitere Unterstützung sowie durch Stressreduktion und andere kleine, hilfreiche Maßnahmen, die wir am Ende des Buchs besprechen.

Auswirkungen der HPU auf Körper und Psyche – wodurch entstehen die Symptome?

Um es kurz vorwegzunehmen: Es handelt sich bei der HPU, der **Hämopyrrollaktamurie**, in erster Linie um eine Entgiftungsschwäche durch Verluste von Zink und Vitamin B6, die wiederum für sehr viele Abläufe im Organismus verantwortlich sind. Diese Abläufe funktionieren nur, wenn Zink und Vitamin B6 in ausreichendem Maß vorhanden sind. Sie fehlen aber bei Menschen mit HPU sehr häufig. Wie wir dann auch in der Praxis sehen, geht es HPUlern deutlich besser, wenn wir Zink und Vitamin B6 (in Form von P5P, aktives Vitamin B6) zuführen.

Die Verluste von Zink und Vitamin B6 liegen zum Teil darin begründet, dass HPUler ein ererbtes Problem im Bereich des Hämstoffwechsels (Häm = prosthetische Stoffgruppe, die in verschiedenen Gruppen von Proteinen auftritt) haben. Dieses Problem führt zur Entstehung eines Stoffes namens Hämopyrrollaktam (HPL), der ausgeschieden werden muss. Dieser Stoff kann nur ausgeschieden werden, wenn er wasserlöslich ist … und wasserlöslich wird er, indem er mit Vitamin B6 und Zink verbunden wird. Durch diese Verbindung entsteht ein Komplex, der über den Urin ausgeschieden wird. Weil sie also das gebildete HPL ausscheiden müssen, verlieren HPUler ständig Vitamin B6 und Zink.

Zudem spielt Häm eine große Rolle:

- bei der Blutbildung,
- für den Muskelaufbau und
- bei der Entgiftung.

Somit wird verständlich, dass eine Störung der Hämbildung Auswirkungen auf die Blutbildung, den Muskelaufbau und die Entgiftung hat.

Aus diesen Gegebenheiten lassen sich die Symptome, die HPUler erfahren, gut erklären. Leider kann ich im Rahmen des Buches nicht näher auf die Biochemie eingehen. Das würde zu weit führen. Ich finde es allerdings wichtig, diese Zusammenhänge zumindest anzureißen.

Bei der vorherigen Beschreibung der HPU-Symptome bin ich als Erstes auf den Energiemangel eingegangen. Dieser Energiemangel entsteht unter anderem durch den Mangel an Vitamin B6, das für die Energiebildung wichtig ist.

Als nächste Punkte standen Angststörungen und Depressionen im Fokus, die aufgrund des Mangels an Mikronährstoffen entstehen können. Auch eine gewisse Überdrehtheit und Stressgefühle haben Erwähnung gefunden. Wenn unser Gehirn nicht in gewohnter Weise runterfahren kann, kommen solche Stressgefühle zustande und wir können nicht mehr zur Ruhe kommen.

Ein essenzieller Stoff, den wir zur Stressreduzierung im Gehirn brauchen, nennt sich Gamma-Aminobuttersäure, kurz GABA. Zur Herstellung von GABA brauchen wir unbedingt Vitamin B6. Fehlt es jedoch an Vitamin B6 und somit an GABA, »überdreht« das Hirn mehr oder weniger und es können Angststörungen sowie Hyperaktivität entstehen. Wenn man jahrelang angespannt und überdreht ist, und das immer und immer wieder, so ist klar, dass man irgendwann keine Energie mehr hat. Infolgedessen kann es zu massiver Erschöpfung sowie zu Depressionen kommen.

Wenn das Gehirn überdreht und aufgeregt ist, ist es ganz logisch, dass HPUler »Gegenmaßnahmen ergreifen« und versuchen, in ihrem Umfeld viel zu kontrollieren, um den Stress beherrschen und verringern zu können. Das kann unter anderem auf die verminderte Bildung von Gamma-Aminobuttersäure zurückgeführt werden. Selbst von einer gewissen Krampfneigung, also einer massiven Überreaktion des Gehirns, wissen wir, dass sie mit einem Mangel an Vitamin B6 und Gamma-Aminobuttersäure in Verbindung stehen kann.

Wenn HPUler gestresst und dadurch irgendwann völlig erschöpft und müde sind, heißt das allerdings noch lange nicht, dass sie gut schlafen können – im Gegenteil. Schlafstörungen sind ein Thema bei der HPU. Das hat damit zu tun, dass wir für die Bildung unseres

Schlafhormons Melatonin ebenfalls Vitamin B6 brauchen. Ohne Vitamin B6 keine ausreichende Bildung des Schlafhormons.

Das Gleiche gilt auch für unser »Glückshormon« Serotonin (um genau zu sein, kein Hormon, sondern ein Neurotransmitter – ein Botenstoff). Auch das können wir nur bilden, wenn wir ausreichend Vitamin B6 haben. Das erklärt wiederum, warum HPUler mit ihrem Vitamin-B6-Mangel häufiger zu Depressionen neigen.

Ein weiterer Neurotransmitter im Gehirn namens Dopamin wird ebenso nur bei genügend vorhandenem Vitamin B6 gebildet. Dopamin ist bedeutend für die Konzentration, für den Fokus und die Wachheit. Doch Dopamin ist nicht nur abhängig von Vitamin B6, sondern auch von Zink. Interessanterweise wirkt Zink ähnlich wie Ritalin, welches man Kindern mit ADHS gibt. Sowohl Ritalin als auch Zink sorgen dafür, dass mehr Dopamin zur Verfügung steht und sich die Konzentration verbessert. Ich habe die Erfahrung gemacht, dass Kinder mit ADHS häufig eine HPU haben und man ihnen helfen kann, indem man ihren Zinkspiegel – neben anderen Maßnahmen – richtig einstellt.

Auch hormonelle Störungen sind oft eine Folge der HPU. Das hängt damit zusammen, dass Vitamin B6 und auch Zink wichtig für die Bildung der Geschlechtshormone sind. Das Vorhandensein von Zink kann zum Beispiel entscheidend sein, wenn man Kinder zeugen möchte. Denn Zink fördert das Entstehen und Reifen von Spermien in den Hoden. Außerdem ist Zink wichtig für das korrekte Ablesen der Gene und somit für die gute Entwicklung des Kindes.

Das Bindegewebe ist ebenfalls abhängig von Zink. Zink ist sehr wichtig für eine gute Bindegewebsentwicklung sowie für die Heilung von Verletzungen. Menschen, die keine gute »Heilhaut« haben, wie man es so schön nennt, also bei denen Wunden nicht gut verheilen, haben auch häufig einen Zinkmangel, der für die HPU typisch ist.

Dass das Immunsystem sehr stark auf Zink angewiesen ist, wissen bestimmt schon sehr viele Leser. Wenn ein Zinkmangel vorliegt, funktioniert das Immunsystem nicht gut und es kann vermehrt zu Infektionskrankheiten kommen.

Zinkmangel spielt übrigens auch eine Rolle bei Wachstumsstörungen von Kindern. Er kann darüber hinaus zu Haarausfall führen. Zink wird zudem benötigt, um Insulin aktiv und für den Körper nutzbar zu machen. Das bedeutet, Zink ist auch wichtig für den Zuckerstoffwechsel.

Allergien, Schuppenflechte und Asthma stehen ebenfalls oft mit Zinkmangel in Verbindung, wobei man auch hinzufügen muss, dass ein ungesunder Darm häufig in Verbindung mit Erkrankungen oder Problemen auf der Haut sowie auf den Schleimhäuten steht. Alles hängt wieder mal mit allem zusammen!

Über Migräne hatte ich ja schon im Kapitel zu den HPU-Symptomen geschrieben. Sie entsteht oft durch die aktive

Ausscheidung von Magnesium bei Stress. Da stellen Sie sich als Leser jetzt vermutlich die Frage »Warum denn jetzt auf einmal Magnesiummangel?«. Stimmt, bisher haben wir nur über Vitamin B6 und Zink gesprochen. Und wir halten fest: Zink und Vitamin B6 werden gebraucht, um für Ruhe und Konzentration im Gehirn zu sorgen. Mangelt es an diesen beiden wichtigen Mikronährstoffen, kann Folgendes passieren: Wenn das Gehirn auf Stress geschaltet ist und sich nicht mehr bremsen kann, also zu wenig Gamma-Aminobuttersäure hat, dann werden die Stresshormone hochgefahren. Und wenn die Stresshormone hochgefahren sind, scheiden wir Magnesium aktiv mit dem Urin aus dem Körper aus.[6] Der Magnesiumverlust ist also eine direkte Folge der HPU und kann eine Migräne auslösen. Zudem ist die Wahrscheinlichkeit erhöht, dass durch den Magnesiummangel auch Muskelverspannungen entstehen, die die Migräne wiederum triggern können.

Das Problem des mangelnden Muskelaufbaus ist wiederum als typisches Zeichen der HPU bekannt. Das hängt zum einen damit zusammen, dass ein Bestandteil der Muskulatur (Myoglobin) bei HPU nicht korrekt gebildet und weiterhin Stoffe (siehe das bereits erwähnte

---

6 Vgl. Galland, L. (1991). Magnesium, stress and neuropsychiatric disorders, https://pubmed.ncbi.nlm.nih.gov/1844561/; besucht am 03.12.2022.

HPL) in der Muskulatur abgelagert werden, die dort zu Problemen führen können.

Einige Symptome bei HPUlern sind auf Störungen im Aminosäurestoffwechsel zurückzuführen. Das führt uns zu einem unerwarteten Thema:

In meiner Praxis habe ich nämlich immer häufiger Patienten, die vegan essen. Sich vegan zu ernähren, ist als ethische Haltung verständlich, wenn man sich die Gesamtsituation unserer Welt anschaut. Aber leider ist unser menschlicher Organismus auf tierische Aminosäuren angewiesen und wir müssen sie irgendwo herbekommen. Bei HPUlern ergibt sich nun zusätzlich noch die Problematik, dass Aminosäuren weder richtig aufgebaut und synthetisiert werden noch können sie richtig abgebaut werden. Das führt einerseits zum Mangel an wichtigen Aminosäuren, die man zum Beispiel für die Entgiftung braucht. Andererseits führt der mangelnde Abbau von Aminosäuren dazu, dass Ammoniak gebildet wird. Ammoniak lässt ein Gefühl entstehen, als ob man zu viel Alkohol getrunken hätte. Man fühlt sich wie benebelt und »neben der Spur«. Genau dieses Gefühl beschreiben mir einige meiner Patienten öfter.

Ein Abbauprodukt von Aminosäuren ist übrigens Histamin. Und das zuvor angedeutete Histamin-Thema ist ziemlich groß und komplex in Bezug auf die HPU: Histamin wird mithilfe von Vitamin B6 auf- und abgebaut. Wenn ein Mangel an Vitamin B6 besteht, dann haben wir sowohl Probleme beim Aufbau als auch beim

Abbau von Histamin. Und das betrifft jetzt allein das Histamin im Blut. Später werden wir noch einmal über Histamin im Darm sprechen. Wenn von dort zu viel Histamin ins Blut kommt, dann kann es im Zusammenspiel mit der ganzen Histamin-Problematik noch einmal zu größeren Störungen kommen. Wie wir damit umgehen können, beschreibe ich am Ende des Buches.

Im Großen und Ganzen ist zu erkennen, dass Vitamin B6 und Zink allein sowie in Verbindung mit anderen Funktionsträgern enorm viele Aufgaben haben. Ein Teil dieser mehr als 400 Funktionen von Zink und Vitamin B6 sowie der kurze Hinweis auf die Störung des Hämstoffwechsels bei HPUlern sollten in diesem Kapitel einen kleinen Eindruck vermitteln, welche Folgen die Stoffwechselschwäche HPU haben kann. Im nächsten Kapitel beschäftigen wir uns dann noch genauer mit den Folgen der Entgiftungsschwäche bei HPU. Diese sind nämlich wichtige Faktoren für die Entwicklung von Nahrungsmittelunverträglichkeiten.

So kann man die HPU diagnostizieren

Die Diagnose einer Erkrankung oder einer Störung besteht immer aus verschiedenen Komponenten. Wir sollten uns nicht auf Laborergebnisse als einziges Instrument der Diagnostik verlassen. Immer gehört die Symptomatik des Patienten dazu.

Zuerst einmal muss die Idee aufkommen, dass eine HPU vorliegen kann. Der Patient kommt also in meine Praxis und wir stellen fest, dass Beschwerden vorliegen, die auf eine HPU schließen lassen. Da es gar nicht so leicht ist, festzustellen, welche Beschwerden für eine HPU sprechen und in welcher Konstellation diese auftreten, ist dieser Schritt schon mal nicht ganz einfach. Wenn jemand zum Beispiel nur eine Allergie hat oder besonders häufig unter Angst vor irgendwelchen Situationen leidet, heißt das noch lange nicht, dass er HPU-verdächtig ist. Wir müssen immer das große Ganze sehen und dafür ist es von Vorteil, wenn man ein bisschen Erfahrung mit dem Thema hat. Es gibt einige Menschen, die von sich aus einen HPU-Test machen, weil sie darüber gelesen haben. Es muss an dieser Stelle aber angemerkt werden, dass das Testergebnis nicht immer ganz einfach zu interpretieren ist. Ein HPU-Test kann negative Ergebnisse liefern und dennoch positiv sein, wenn der Patient sehr wenig Zink und Vitamin B6 zur Verfügung hat oder vor dem Test über längere Zeit sehr viel davon eingenommen hat. Das kann den Test tatsächlich negativ ausfallen lassen, obwohl dann der Patient eine HPU hat. Zudem kann es weitere Gründe für einen negativen HPU-Test geben, weshalb immer ein Therapeut das Testergebnis beurteilen sollte.

Wenn ich hier von HPU-Test spreche, meine ich den Test des Labors KEAC in den Niederlanden, das unserer Erfahrung nach das einzige Labor ist, das den HPL-Komplex (Hämopyrrollaktam-Komplex, der »Marker« für

HPU) immunhistochemisch nachweist.[7] Die Komplexbestandteile Zink und P5P machen das im Komplex gebundene Hämopyrrol wasserlöslich und nur in diesem Komplex kann es mit dem Urin ausgeschieden werden. KEAC weist genau diesen Komplex nach.

Alle anderen Labore in Deutschland greifen auf Ersatzuntersuchungen zurück, die den Komplex nicht direkt nachweisen. Wenn diese Ersatzparameter gemessen werden, kann es sich auch um eine vorübergehende Störung handeln. Weisen wir dagegen den HPL-Komplex nach und das in ausreichendem Maße, dann wissen wir, dass eine vererbte HPU vorliegt. Die Höhe des gemessenen Wertes des HPL-Komplexes führt bei Laien immer wieder zu Zweifeln am Ergebnis und zu Unsicherheiten. Auch hier ist es wichtig, dass man Erfahrung bei der Interpretation der Testergebnisse hat.

Wichtig bei der Diagnose, ob eine HPU vorliegt oder nicht, ist natürlich zudem eine körperliche Untersuchung. Ich untersuche in diesem Fall den ganzen Menschen. Ich schaue mir die Zunge an, den Bauch und untersuche das Bindegewebe, ebenso die Muskulatur. Auch führe ich eine neurologische Untersuchung durch. Ich schaue mir die Fingernägel an, höre die Lunge sowie das Herz ab. Eigentlich sollte man den Patienten einmal komplett untersuchen.

7 Mehr dazu unter: http://www.keac.de; besucht am 03.12.2022.

Für die richtige Therapie ist es zusätzlich wichtig, die Mikronährstoffe zu überprüfen, sprich Magnesium, Selen, Zink etc. Hierzu verwenden wir in der Praxis die Untersuchung im Vollblut, weil wir durch diese Untersuchung einen Eindruck bekommen, wie hoch der Gehalt in der Zelle ist. Übliche Untersuchungen im Serum sind dagegen nicht zielführend.

B-Vitamine messen wir in der Praxis seltener, weil meiner Erfahrung nach die Laboruntersuchungen auf jene nicht wirklich zielführend sind. Sie haben mich bisher noch nicht wirklich zufriedengestellt.

Man sieht schon, dass ein einzelner Test nicht ausreicht, um eine HPU zu diagnostizieren. Es ist der ganze Mensch, den wir mit all seinen Beschwerden und Befunden ansehen müssen. Erst dann können wir eine Diagnose stellen und eine Therapie einleiten.

Erfahrungsbericht

Wenn man Probleme mit Histamin hat und aus Versehen eine Reaktion provoziert, nimmt man am besten liposomales Vitamin C. Das hat den Vorteil, dass es direkt von der Mundschleimhaut ins Blut übergeht und so innerhalb von Minuten seine Wirkung entfalten kann. Vitamin C hilft hervorragend beim Ausbremsen von Symptomen einer Histaminintoleranz. Übrigens: Reiseübelkeit ist ebenfalls so eine Reaktion. Man kann also vor einer Autofahrt oder Schiffsreise Vitamin C hochdosiert einnehmen und auf diesem Weg Übelkeit vorbeugen! Probieren Sie es aus!

Zusammenfassung:

Typische Symptome für die Stoffwechselschwäche HPU sind beispielsweise:

- Müdigkeit und Erschöpfung
- Hyperaktivität (typisch für Kinder)
- Stress und Überdrehtheit
- Angst und Unsicherheit
- Persönlichkeitszüge, wie Kontrollzwang, Gereiztheit und Ungeduld
- Schlafstörungen, häufig keine Traumerinnerung
- Hormonelle Störungen
- Migräne
- Schwach ausgeprägte Oberarmmuskulatur
- Bindegewebsstörungen und -schwächen
- Autoimmunerkrankungen
- Schwaches Immunsystem, infolge häufige Infektionskrankheiten

Typische Symptome im Bereich des Magen-Darm-Trakts sind beispielsweise:

- Übelkeit, Sodbrennen und Völlegefühl
- Langsame Verdauung
- Durchfall oder verhärteter Stuhlgang
- Diagnose »Reizdarm«
- Blähungen und Bauchschmerzen
- Unterzucker und infolge unkontrolliertes Essen

Die HPU ist eine Entgiftungsschwäche, die insbesondere durch den Verlust von Zink und Vitamin B6 hervorgerufen wird. Diese wiederum beeinflussen sehr viele Abläufe im Organismus:

- ▸ Bildung von Energie
- ▸ Bildung von Mikronährstoffen
- ▸ Bildung von Gamma-Aminobuttersäure
- ▸ Bildung des Schlafhormons Melatonin
- ▸ Bildung des Glückshormons Serotonin
- ▸ Bildung des Neurotransmitters Dopamin
- ▸ Bildung von Geschlechtshormonen
- ▸ Bildung von Bindegewebe
- ▸ Stärkung des Immunsystems
- ▸ Förderung des Wachstums
- ▸ Ruhe und Konzentration im Gehirn
- ▸ Muskelaufbau

Welche Komponenten sind für die Diagnose der HPU wichtig?

- ▸ Laborergebnisse
- ▸ Symptomatik
- ▸ HPU-Test des Labors KEAC
- ▸ Ganzheitliche körperliche Untersuchung
- ▸ Überprüfung der Mikronährstoffe

Übersicht zu diesem Kapitel:

Kapitel 4

HPU als Entgiftungsstörung

Wie die Entgiftung im Körper funktioniert

Während des Medizinstudiums und auch danach wusste ich mit dem Thema *Entgiftung* noch nicht viel anzufangen. Es kam im Studium nicht in nennenswerter Weise vor. Die Entgiftung war im Medizinstudium nur dann ein Thema, wenn es um die Entgiftung von Medikamenten ging. Denn hier spielen die verschiedenen Phasen der Entgiftung ebenfalls eine Rolle und es kann deutliche Unterschiede bei der Verarbeitung von Medikamenten beispielsweise in der Leber geben. Dass aber die Entgiftung in Bezug auf vielerlei Substanzen von so großer Bedeutung ist und täglich bei uns abläuft, wird im schulmedizinischen Studium nicht wirklich thematisiert. Also fragte ich mich damals, warum die Entgiftung nach Ansicht mancher Naturheilkundler in meinem Umfeld eine so große Rolle spielte. Später lernte ich, dass wir nicht nur von vielen Giftstoffen umgeben sind, wie zum Beispiel von Fungiziden, Pestiziden, Herbiziden und anderen Giften, die etwa Hölzer haltbar machen und Kleidung Flammschutz verleihen. Auch Schwermetalle gelangen in unseren Körper, wie Arsen und Quecksilber aus Fischen, bis vor einigen Jahren Blei über das Benzin … Die Liste ließe sich beliebig lang fortsetzen.

Wir sind also von vielen Giftstoffen umgeben. Aber nicht nur das, wir selbst bilden ebenfalls Gifte. Das ist ein ganz alltäglicher Prozess in unserem Körper. Und aus diesem Grund hat der Körper einige Entgiftungsmöglichkeiten.

Die wichtigsten Organsysteme, die die Entgiftung bewältigen, sind die Leber, die Nieren, die Lunge, die Haut und die Darmmukosa, also die Darmschleimhaut.

Die Leber hat beispielsweise zu diesem Zweck viele Enzyme, deren Aufgabe es ist, unter anderem fettlösliche Gifte in wasserlösliche Stoffe umzuwandeln. In den Nieren werden die wasserlöslichen Gifte dann ausgeschieden, während über die Haut und auch über die Haare ebenfalls Gifte ausgeleitet werden können.

Das wichtigste Entgiftungssystem haben wir allerdings in der Leber. In diesem Organ finden wir drei Phasen der Entgiftung:

In der **ersten Phase** passiert etwas ganz Unerwartetes. Diese Phase kann man sogar *Giftung* nennen. Denn die Gifte werden häufig noch giftiger! Nehmen wir zum Beispiel Alkohol. Alkohol wird in der ersten Phase der Entgiftung in Aldehyde umgewandelt, die für den Körper sehr schädlich sind. In der **zweiten Phase** handelt es sich dann wirklich um eine Entgiftung, da hier dann der entsprechende Stoff mit anderen Stoffen gekoppelt wird. In der **dritten Phase** folgt dann die Ausscheidung selbst.

Bei der ersten Phase der Entgiftung, der Giftung, kann es passieren, dass freie Radikale entstehen. Freie Radikale sind Moleküle, die ein Elektron verloren haben. Wenn diese Moleküle ein Elektron weniger haben, werden sie sehr unruhig. Sie zischen durch die Zellen und suchen ein neues Elektron. Dabei können sie Zellwände und Zellen schädigen, weil sie wie verrückt herumrasen und immer wieder an die Membrane schlagen, um einzelne Elektronen herauszureißen. So zumindest kann man es sich bildlich vorstellen. Diese freien Radikale, deren Auftreten man auch als oxidativen Stress bezeichnet, können zu Gewebeschädigungen und Entzündungen führen. Im positiven Fall sind sie aber möglicherweise dienlich, wenn wir uns gegen Erreger wehren müssen. So hat alles immer zwei Seiten.

Zum Glück hat der Körper für den oxidativen Stress, der durch die erste Phase der Entgiftung entsteht, Enzyme parat, die diese Radikale entschärfen können, wenn es zu viele sind.

In der Phase I gibt es Enzyme, die Gifte umwandeln, die sich *Cytochrom-P450-Oxidasen* (kurz: CYP450-Oxidasen) nennen. Sie spielen eine sehr große Rolle, wenn in der Leber körpereigene Giftstoffe oder Giftstoffe aus eingenommenen Medikamenten abgebaut werden müssen.

In der Phase II finden wir einen Stoff, der immer wieder genannt wird: *Glutathion.* Glutathion ist ein schwefelhaltiges Eiweiß, das sehr wichtig ist, damit die Phase II richtig funktionieren kann. Und wie wichtig es ist, dass die Phase II richtig funktioniert, wird uns klar, wenn wir noch einmal überlegen, dass die Phase I eher zu einer höheren Giftigkeit der Stoffe führt und die Stoffe erst in der Phase II richtig entgiftet werden können.

Für die Phase III spielen eine gute Nierentätigkeit, gute Gallensäuren sowie ein gutes Darmmilieu eine große Rolle.

An welchen Punkten eine HPU die Entgiftung stören kann

Das Thema *Entgiftung* ist auch für Laien häufig irritierend, weil man im Allgemeinen nicht viel darüber zu hören bekommt und auch nicht oft darüber spricht. In der normalen ärztlichen Praxis spielt Entgiftung so gut wie keine Rolle. Das hängt möglicherweise damit zusammen, dass man dort immer wieder den Eindruck hat, man könne die Entgiftung nicht besonders gut beeinflussen. Hinzu kommt, dass manchmal der Anschein entsteht, als würde man über etwas sprechen, das nicht wirklich greifbar sei. Der Begriff *Entgiftung* kann ähnlich diffus wie z.B. *Entschlackung* klingen. Dass die Entgiftung aber eine wirklich wichtige Funktion in unserem Organismus ist, möchte ich nun anhand einiger konkreter biochemischer Beispiele klarmachen. Nur wenn verständlich wird, was Entgiftung wirklich ist und welche Störfaktoren es gibt, kann man meiner Ansicht nach verstehen, welche Relevanz diese Dinge haben. In der Folge kann man als Patient die Therapie viel besser annehmen und durchführen.

Wir haben schon über die drei Phasen der Entgiftung gesprochen. Nun komme ich noch einmal darauf zurück und möchte darstellen, an welchen Punkten diese Phasen gestört werden können.

In der ersten Phase sind insbesondere die schon genannten CYP450-Oxydasen von Bedeutung, die auf Vitamin B6 angewiesen sind. Es handelt sich dabei um eine riesige Gruppe von Entgiftungsenzymen. Sie können bestimmte Stoffe giftiger machen. Das kann zu Problemen führen, wenn diese giftigeren Stoffe in der Phase II der Entgiftung nicht gebunden und dann ausgeschieden werden können.

Folgende Beispiele, bei denen die Oxidation die Giftstoffe giftiger macht, machen anschaulich, was für die erste Phase typisch ist.

Da haben wir zum Beispiel die *Aflatoxine.* Aflatoxine sind Schimmelpilze, die man etwa in Nüssen finden kann. Sie können durch Oxidation in Phase I giftiger werden. Wenn diese Produkte dann nicht ordentlich über die Phase II entgiftet werden können, kann es zu Leber-, Magen- und Lungenkrebs kommen.

Nitrosamine sind sicher auch vielen Menschen ein Begriff. Sie kommen nicht nur aus unserer Umwelt in unseren Körper, sondern sie können auch durch körpereigene Bakterien gebildet werden. Auch sie werden durch CYP450-Oxydasen umgewandelt, und zwar in *Formaldehyd.* Formaldehyd kennen wir eigentlich nur von Möbeln. Es mag erstaunlich sein, dass Formaldehyd auch von uns selbst in der ersten Phase der Entgiftung gebildet werden kann. Dieses Formaldehyd kann, wenn es durch die zweite Phase der Entgiftung nicht richtig entgiftet wird, zum Beispiel zu Magenkrebs führen.

Als drittes Beispiel möchte ich auf *Acrylamid* hinweisen, das in Chips und Keksen vorkommt, wenn diese bei zu großer Hitze hergestellt werden. Auch Acrylamid wird durch CYP450-Oxydasen in schädliche Varianten umgewandelt und es besteht ebenfalls wieder die Gefahr der Krebsentstehung.

Zudem kann noch etwas ganz Verrücktes passieren, wenn diese Stoffe nicht in der Phase II entgiftet werden. Es können nämlich sogenannte »Addukte« entstehen. Das bedeutet, dass diese giftigen Stoffe in unser Genom (Erbgut) hineinkommen und sich dort an Gene anlagern können. »Addukt« kommt aus dem Spätlateinischen und bedeutet »heranziehen«. Wenn diese Gen-Addukte entstehen, haben sie somit Einfluss auf die Ablesung der Gene, wodurch es zu Schädigungen im Organismus kommen kann.

Die beschriebene Phase I kann bei HPU eingeschränkt sein. Das mag zuerst einmal ja ganz gut klingen, weil Stoffe wie Aflatoxine, Nitrosamine und Acrylamide nun nicht noch giftiger werden. Aber man muss bedenken, dass sie an sich ja schon giftig sind und aus diesem Grund wasserlöslich gemacht werden sollten, sodass sie ausgeschieden werden können. Das Ziel in der Entgiftung besteht schließlich darin, die Gifte loszuwerden. Folglich ist diese Einschränkung bei HPUlern ein Nachteil. Denn zusätzlich haben die CYP450-Oxydasen auch noch eine große Bedeutung für unseren Fettsäurestoffwechsel, für die Vitamin-D-Bildung sowie für die Bildung körpereigener Stresshormone. Wir brauchen sie also wirklich, auch wenn sie im ersten Moment nur negative Auswirkungen zu haben scheinen.

Kommen wir kurz zur Phase II der Entgiftung. Eine sehr große Rolle spielt in dieser Phase *Glutathion*. Für die Bildung von Glutathion brauchen wir Vitamin B6. Es gibt neben Glutathion noch andere Stoffe der Phase II, durch die die giftigen Produkte der Phase I gebunden und ausgeschieden werden können. Darauf möchte ich aber jetzt nicht im Einzelnen eingehen. Glutathion dagegen sollte jedem, der eine HPU hat, bekannt sein. Dabei handelt es sich um den wichtigsten Bestandteil der zweiten Phase, ohne den wir die giftigen Substanzen aus der Phase I nicht loswerden können.

Ein recht bekanntes Beispiel für den Verlust an Glutathion ist das Schmerzmittel Paracetamol. Dieses Mittel ist in die Kritik geraten, weil es bei Säuglingen zu Leberversagen führen kann, wenn man es ihnen zu häufig gibt. Beim Abbau von Paracetamol wird massiv Glutathion verbraucht und so kommt es, wie bereits erwähnt, im schlimmsten Fall zu Leberversagen, wenn man Paracetamol überdosiert. Deshalb sollte man kleinen Kindern, meiner Ansicht nach, möglichst kein Paracetamol geben.

Wenn wir das jetzt noch einmal zusammenfassen, dann haben wir bei der HPU wahrscheinlich eine schwache Phase I und eine schwache Phase II. Die Entgiftung kann also auf diesen beiden Ebenen geschwächt sein.

Es gibt neben den Problemen in der Phase I und Phase II zusätzlich auch noch Probleme in der Phase III der Entgiftung. Bei dieser Ausscheidungsphase der Entgiftung ist es ganz wichtig, dass wir gute Gallensäuren haben, um die gebundenen Gifte ausscheiden zu können. Die Gallensäurebildung kann jedoch bei Vitamin-B6-Mangel ebenfalls gestört sein. Es zeigt sich also, dass bei der HPU Störungen in allen drei Phasen der Entgiftung vorliegen können.

Im nächsten Kapitel möchte ich erklären, welche Folgen diese gestörten Entgiftungsphasen mit sich bringen können.

Welche Folgen eine gestörte Entgiftung haben kann

Nachdem Sie einen kleinen Einblick in den Prozess der Entgiftung bekommen haben, beschreibe ich nun, welche konkreten Probleme HPUler haben, wenn ihre Entgiftung gestört ist.

Wie ich im letzten Kapitel schon aufgezeigt habe, benötigt unter anderem die Alkoholdehydrogenase Zink. Wenn ein Zinkmangel vorhanden ist, kann das erste Symptom bei HPUlern daher eine Alkoholunverträglichkeit sein. Des Weiteren ist auffällig, dass HPUler häufig keine Geruchsstoffe ertragen können. Wenn sie zum Beispiel in einen Laden mit Billigwaren gehen, in dem es stark riecht, bekommen sie häufig Kopfschmerzen und leiden an Übelkeit. Die betroffenen Personen können es in den meisten Fällen auch nicht ertragen, mit Farben und Lacken zu arbeiten, oder haben manchmal Probleme, wenn sie mit Haushaltsreinigern hantieren. Viele HPUler reagieren auf erhöhte Giftbelastungen, wie zum Beispiel im Flugzeug oder im Auto, aber auch in Räumen mit neuen Möbeln, wie beispielsweise in Möbelhäusern, mit Kopfschmerzen und Übelkeit.

Manche HPUler fühlen sich auch einfach dauernd wie benebelt, weil sie Ammoniak nicht abbauen können. Ammoniak entsteht beim Abbau von Aminosäuren und ist ein ganz normaler »Zwischenstopp« bei der Entgiftung. Bei manchen Menschen ist eben dieser Abbau von Ammoniak gestört, weil auch er wieder Vitamin-B6-abhängig ist. Andere HPUler wiederum berichten, dass sie sich einfach wie vergiftet fühlen. Auch das kann tatsächlich schon ein Hinweis auf eine Entgiftungsstörung sein.

Als Folge einer gestörten Entgiftung sind verschiedene Autoimmunerkrankungen im Gespräch, zum Beispiel die *Hashimoto-Thyreoiditis*, eine häufige Autoimmunerkrankung der Schilddrüse. Man vermutet, dass eine gestörte Entgiftung von Schwermetallen hier eine Rolle spielt.

HPUler sind ebenfalls bekannt dafür, dass sie bestimmte Medikamente nicht vertragen. Auch das ist natürlich sehr eng an die Entgiftung der Medikamente geknüpft. Die Medikamente können zu schnell oder auch zu langsam entgiftet werden, je nachdem, welche Entgiftungsphase beim jeweiligen Patienten betroffen ist.

Viele HPUler berichten zudem, dass sie Narkosen sehr schlecht vertragen, dass ihnen danach unglaublich übel ist und sie sich davon nur sehr langsam erholen. Wir sehen in der Praxis häufiger bei HPUlern auch erhöhte Leberwerte – diese können auch in Folge einer Entgiftungsschwäche ansteigen.

Sie sehen, dass es einige Hinweise gibt, die auf eine Entgiftungsschwäche hindeuten können. Wenn Sie etwas davon bei sich bemerken oder ein Symptom nicht deuten können, empfehle ich Ihnen, den Arzt Ihres Vertrauens aufzusuchen. Gerne können Sie auch mit mir in Kontakt treten. Meine Kontaktdaten finden Sie am Ende des Buches.

Erfahrungsbericht

Ich sitze in einer Fortbildung über mitochondriale Störungen. Um mich herum sitzen ganz viele Ärzte und Heilpraktiker. Normalerweise finden solche Fortbildungen in Hotels statt und man bekommt die übliche Versorgung. In diesem Fall handelt es sich aber um einen Tagungsort einer speziellen Stiftung und so achtet man auf die Ernährung sowie Getränkeversorgung der Zuhörer. Ich sitze vor zwei Flaschen Wasser. Eine mit Sprudel und eine mit stillem Wasser. Das ist schon relativ ungewöhnlich, stehen dort doch normalerweise Orangensaft, Apfelsaft, Cola und ein einsames (Sprudel-)Wasser. Zur Begrüßung gibt es sogar kleine Snacks, und zwar frisch aufgeschnittene Gemüsespalten aus Paprika, Karotten, Kohlrabi etc. mit einer Creme aus Cashewkernen. Sehr lecker und gesund!

Der Vortrag, in dem ich sitze, handelt von einer Stoffwechselschwäche, von der ich schon Jahre zuvor gehört hatte. Jedoch habe ich sie nie ernst genommen. Als homöopathische Ärztin hatte ich früher schon mal Patienten gehabt, die mit hohen Dosierungen von Vitamin D oder mit anderen Mikronährstoffen zu mir kamen und fragten, was ich davon hielt. Als Homöopath lernt man allerdings, dass sich der Körper sehr gut selbst organisieren kann und man keine Nahrungsergänzungsmittel braucht. Also sagte ich damals, dass der Körper das selbst regulieren und der Patient auf alle zusätzlichen Nahrungsergänzungsmittel verzichten könne.

Man muss allerdings bedenken, dass die Homöopathie vor mehr als 200 Jahren erfunden wurde und seitdem praktiziert wird. Damals waren die Nahrungsmittel noch wesentlich gehaltvoller, was Mikronährstoffe betrifft. Heute fehlen viele Mikronährstoffe. Dadurch kommt es zu vielzähligen Mangelerscheinungen. Hinzu kommt ein stressbelasteter Alltag und unser Leben in »Höhlen«, wie zum Beispiel der Wohnung, dem Büro, dem Auto oder anderen Verkehrsmitteln.

Zurück zum Seminar. Die Dozentin, die gerade einen Vortrag hält, spricht über die Entgiftung des Menschen. Sie erläutert die drei Stufen der Entgiftung, die hauptsächlich in der Leber stattfinden. Alle diese Phasen der Entgiftung benötigen Enzyme. Diese sind sozusagen kleine Maschinen, die Stoffe in andere Stoffe umwandeln. Sie brauchen unbedingt Mikronährstoffe, damit sie funktionieren. Man kann die Enzyme mit Maschinen vergleichen und die Mikronährstoffe sind der Strom, das Öl etc. Probleme bei der Entgiftung kann es geben, wenn nicht genug Enzyme oder Mikronährstoffe zur Verfügung stehen. In beiden Fällen ist die Entgiftung eingeschränkt.

Die Dozentin erläutert diese Entgiftungsprozesse sehr detailliert und vertieft sich sehr ausführlich in die Biochemie. Das fasziniert mich unglaublich. Ich bin ein Mensch, der gerne verstehen möchte, was passiert. Deshalb liebe ich den Blick aufs Detail. Der ganze Vortrag strotzt nur so von Formeln und Verbindungen und ich bin vollkommen in meinem Element. Es stellt sich heraus, dass diese Stoffwechselschwäche, HPU, massive Auswirkungen auf verschiedene Stoffwechselprozesse haben kann. Und zusammengefasst stellt es sich für mich so dar: Dadurch, dass Menschen, die eine bestimmte Disposition haben, viel Vitamin B6 und Zink verlieren, funktionieren mehr als 400 Stoffwechselvorgänge nicht mehr richtig, was mannigfaltige Auswirkungen hat. Eine bedeutende Auswirkung ist eine schlechtere Entgiftung der Leber. Die gute Nachricht ist jedoch: Man kann durch die Substitution von Mikronährstoffen richtig viel erreichen!

Als ich von diesem Seminar zurückkomme, starte ich sofort und teste mit Erfolg mir nahestehende Personen. Ich weite meine ersten Schritte auf ausgewählte Patienten aus und schaue, ob es ihnen unter der Therapie ebenfalls besser geht. Es stellt sich heraus, dass sehr viel mehr Leute HPU haben, als ich dachte, und es ist sehr erfreulich, dass man sehr vielen Menschen durch die Therapie helfen kann.

Zusammenfassung:

Die wichtigsten Organsysteme, die die Entgiftung bewältigen, sind die Leber, die Nieren, die Lunge, die Haut und die Darmschleimhaut. Das wichtigste Entgiftungssystem haben wir allerdings in der Leber. In diesem Organ finden wir drei Phasen der Entgiftung:

- ▸ Phase I = Giftung: Die Gifte werden häufig noch giftiger!
- ▸ Phase II = Entgiftung: Die giftigen Stoffe werden mit anderen Stoffen gekoppelt.
- ▸ Phase III = Ausscheidung der Gifte

- Bei der HPU kann die Phase I eingeschränkt sein. Die Gifte werden nicht giftiger, können aber auch nicht mithilfe von Enzymen ausgeschieden werden.
- In Phase II spielt Glutathion eine wichtige Rolle, das aber nur mit Vitamin B6 gebildet werden kann. Fehlt Vitamin B6 bei der HPU, können die Gifte der Phase I nicht entgiftet werden.
- Für die Ausscheidung von Giften sind Gallensäuren von Bedeutung, die aber nur mithilfe von Vitamin B6 gebildet werden können. Bei der HPU ist deren Bildung gestört und die Gifte können nicht ausgeschieden werden.
- Folglich können HPUler beispielsweise eine Alkoholunverträglichkeit entwickeln, keine Geruchsstoffe ertragen oder Medikamente und Narkosen vertragen. Die Möglichkeiten einer gestörten Entgiftung sind breit aufgestellt.

Übersicht zu diesem Kapitel:

Kapitel 5
Auswirkungen einer gestörten Entgiftung speziell auf den Darm und die Ausbildung von Nahrungsmittelunverträglichkeiten

Wenn die Entgiftung in der Leber gestört ist, passiert Folgendes: Die Gifte, die in der Leber angekommen oder gebildet werden, werden ausgeschieden, und zwar in die Gallenflüssigkeit, die sich in der Gallenblase sammelt. Mit der nächsten Mahlzeit wird die Gallenblase entleert und die Gallensäuren ergießen sich in den Darm. Zuerst landen sie im Dünndarm, später auch im Dickdarm. Die Gifte, die bei der normalen Entgiftung in der Leber nicht abgebaut werden können, schädigen in der Folge die Darmbakterien. Ganz besonders sensibel sind dafür zwei Stämme: erstens die *Laktobazillen* und zweitens die *Akkermansia muciniphila*. Beide sind bei Untersuchungen des Stuhls dann kaum noch nachweisbar.

Die Akkermansia muciniphila bilden, wie zuvor erwähnt, den Schleim im Darm und bieten dadurch sozusagen ein Bett für die Darmbakterien. Nur wenn wir genügend Schleim und gute Bakterien, so wie die Laktobazillen, im Darm haben, kann das Mikrobiom sich richtig gut gegen andere Bakterien, die nicht oder nur in geringer Menge im Darm leben sollten, verteidigen. Sind nun weniger Laktobazillen und Akkermansia-Bakterien im Darm vorhanden, dann kann es passieren, dass unerwünschte Bakterien vermehrt auftreten. Man spricht dann hier von einer **Dysbiose** – einer Verschiebung der Darmbakterienstämme.

Bei der Dysbiose kann es leider vorkommen, dass die Bakterien den gesamten Darm-Trakt überwuchern und die unerwünschten Bakterien überhandnehmen. Man spricht dann von SIBO oder Overgrowth-Syndrom, wenn der Dünndarm mit Bakterien überwuchert ist, die dort nicht hingehören.

Wenn Menschen, die unerwünschte Bakterien im Darm haben, viel Eiweiß essen, kann es passieren, dass diese Eiweiße nicht in der erwünschten Form aufgenommen, sondern von den Bakterien zersetzt werden. Werden sie solchermaßen »falsch« abgebaut, nämlich durch diese unerwünschten Bakterien, kann sehr viel Histamin entstehen. Dadurch kann eine **Histaminunverträglichkeit** gefördert werden. Allerdings muss man wissen, dass die Histaminintoleranz durch einen Faktor verkompliziert werden kann, den ich weiter vorn im Buch schon einmal angesprochen habe: Möglicherweise wird in den Blutgefäßen durch den Vitamin-B6-Mangel bei der HPU zu wenig Histamin gebildet. Dann bildet der Körper ganz viele kleine Antennen in den Blutbahnen, damit die kleinste Menge Histamin erkannt wird. Wenn dann im Darm durch zu viel Eiweißaufnahme in Kombination mit unerwünschten Bakterien zu viel Histamin entsteht und dieses Histamin durch die Darmwand in das Blut aufgenommen wird, eskaliert die Situation, weil alle kleinen Antennen für Histamin überschießend reagieren. Hinzu kann noch kommen, dass im Darm weniger DAO

(Diaminoxidase) vorhanden ist, die für den Abbau von Histamin verantwortlich ist. DAO wird bei Vorliegen einer Dysbiose in geringerer Menge gebildet.

Die Histaminintoleranz kann also durch die Entgiftungsstörung HPU über die Bildung einer Dysbiose verstärkt werden oder erst entstehen.

Wenn nun die mangelnde Entgiftung die Darmbakterien schädigt, der Schleim nicht mehr gut gebildet wird und unerwünschte Bakterien in höherer Zahl vorhanden sind, dann ist es verständlich, warum sich die Schleimhaut des Darms entzünden kann. Diese Entzündungen können relativ milde sein, wie eine kleine Abschürfung, oder aber es entsteht das sogenannte Leaky-Gut-Syndrom. Es handelt sich dabei um einen »durchlässigen Darm« (leaky, engl.= durchlässig; gut, engl.=Darm). Die Verbindungen zwischen den Darmzellen lösen sich und Stoffe, wie z.B. auch Giftstoffe, können zwischen den Darmzellen hindurch in die Blutbahn gelangen. Das sollte normalerweise nicht der Fall sein. Die Darmzellen sind beim Leaky-Gut-Syndrom entzündet. Sie schwellen an und dadurch können die Nährstoffe, die normalerweise mit »kleinen Omnibussen« in die Zellen rein transportiert werden, nun nicht mehr hineingelangen.

Mikronährstoffe werden also kaum noch aufgenommen, während die Giftstoffe zwischen den Zellen leicht ins Blut gelangen. Diese Giftstoffe müssen dann natürlich wieder entgiftet werden, erreichen erneut die Leber, können aufgrund der Störung jedoch nicht entgiftet werden und der Teufelskreis beginnt von vorn.

Kommen wir nun noch einmal zu den zwei bekanntesten Nahrungsmittelunverträglichkeiten, der Fruktoseintoleranz und der Laktoseintoleranz.

Die **Fruktoseintoleranz** entsteht u.a. durch eine geschädigte Darmflora. Denn die »schlechten« Bakterien setzen die Fruktose in einer Art und Weise um, dass viel Gas entsteht, nämlich Methan und Wasserstoff. Das führt zu Blähungen und Durchfällen. Andererseits gibt es Probleme mit dem Fruchtzuckertransporter. Das ist dieser »kleine Bus«, der den Fruchtzucker in die Darmzellen hineintransportiert. Bei den HPUlern vermutet man als Ursache für diesen Fruchtzuckertransportdefekt möglicherweise einen Zinkmangel, eine Schilddrüsenunterfunktion oder auch einen Folsäuremangel. Darüber ist man sich in Wissenschaftskreisen noch nicht ganz einig. Alle drei Probleme können aber mit der HPU in Zusammenhang gebracht werden.

In der Leber werden aus der Fruktose unter Umständen ungünstige Fettsäuren gebildet, und wenn aus der Fruktose »schlechte« Fette entstehen, werden diese über die Gallenblase ausgeschieden. Dann wird die Gallenflüssigkeit noch zäher, als sie ohnehin schon ist, was sich wieder darauf auswirkt, dass die »schlechten« Bakterien, die normalerweise durch die Gallensäure weggeputzt werden, nicht so gut bekämpft werden können. Die Fruktose selbst kann also dazu beitragen, dass sich die Darmflora weiter verschlechtert und fördert dadurch ebenfalls wieder die Fruktoseunverträglichkeit. Erneut ein Teufelskreis.

Hinzu kommt, dass ein Zinkmangel das Enzym Aldolase, welches zum Umbau von Fruktose benötigt wird, in der Leber schlechter arbeiten lässt. Dadurch entstehen wieder giftige Stoffe, die die Leber schädigen, wodurch die Entgiftung gestört wird. Die Gifte gelangen abermals in den Darm und das Mikrobiom verschlechtert sich. Den Nahrungsmittelunverträglichkeiten wird wieder Vorschub geleistet.

So auch bei der Laktoseintoleranz.

Laktoseintoleranz bedeutet Milchzuckerunverträglichkeit. Sie entsteht ohnehin häufig mit zunehmendem Alter, weil die Enzyme, die für den Abbau des Milchzuckers gebraucht werden, immer weniger gebildet werden. Es kann aber auch durch die Entgiftungsstörungen sowie durch die Schädigung der Darmbakterien zu einer Schleimhautschädigung im Darm kommen, wodurch weniger Laktase (ein Laktose abbauendes Enzym) gebildet werden kann und infolgedessen die Laktoseintoleranz verstärkt wird.

Was in meiner Praxis allerdings eine viel größere Rolle spielt, ist die Kaseinunverträglichkeit. Kasein ist ein Eiweiß, das in allen Milchsorten vorkommt, sei es Kuhmilch, Ziegenmilch, Schafsmilch oder auch Stutenmilch. Wenn diese Kaseinintoleranz vorliegt, verträgt man weder Quark noch Joghurt noch Käse oder andere

Milchprodukte von Tieren. Diese Art der Nahrungsmittelunverträglichkeit ist meist eine IgG4-Unverträglichkeit, die durch die oben erwähnte Leaky-Gut-Problematik entsteht. Wenn die Darmwand für Giftstoffe durchlässig ist, ist sie leider auch für Proteine durchlässig, die im Vorfeld nicht richtig abgebaut werden. Diese Proteine gelangen dann ins Blut, wo der Körper gegen diese Eiweiße Antikörper bildet, weil sie Fremdkörper sind – und der Körper wehrt sich natürlich erst einmal gegen alles Fremde.

Wenn sich dagegen nicht IgG4-, sondern IgE-Antikörper bilden, dann entsteht eine »schnelle« Nahrungsmittelunverträglichkeit, die man auch selbst feststellen kann ... Darauf bin ich zu Beginn des Buches bereits eingegangen:

IgE-Allergie – Allergie vom Soforttyp:
Die Reaktion erfolgt innerhalb kurzer Zeit.

IgG4-Unverträglichkeit:
Eine Unverträglichkeit, die sich erst 1 bis 3 Tage nach der Nahrungsmittelaufnahme zeigt.

Die Nahrungsmittelunverträglichkeiten, die für uns in der Arztpraxis eine Herausforderung sind und auch den Patienten Schwierigkeiten bereiten, sind die, die sie selbst nicht leicht feststellen können, nämlich die IgG4-Nahrungsmittelunverträglichkeiten. Hier werden IgG4-Antikörper gebildet bzw. aktiviert und nach ein bis drei Tagen kommt es zu einer immunologischen Reaktion im Körper. Dann können die unterschiedlichsten Symptome auftreten, wie zum Beispiel Kopfschmerzen, Gelenkentzündungen, Darmbeschwerden, Hautausschläge, Pickel, Schwindel, Konzentrationsstörungen, Magenschleimhautentzündungen usw. Die Patienten haben den Eindruck, sie wissen überhaupt nicht, woher ihre Symptome kommen und was in ihrem Körper passiert. Das ist nachvollziehbar, weil es eben lange dauert, bis die Symptome auftreten.

Hier möchte ich es bei diesem Überblick über die Folgeerscheinungen der Entgiftungsstörung auf den Darm belassen. Obwohl das Thema noch viel komplexer ist und weiter ausgearbeitet werden kann, denke ich, dass Sie mit dieser Einführung bereits verstehen können, weshalb eine Entgiftungsstörung Darmprobleme und Nahrungsmittelunverträglichkeiten hervorrufen kann.

Zusammenfassung:

- Die ausgeschiedenen Gifte der Leber landen in der Gallenflüssigkeit der Gallenblase. Mit der Entleerung der Gallenblase landen sie zuerst im Dünndarm, später auch im Dickdarm. Die Gifte schädigen dann die Darmbakterien. So kommt es zur Verschiebung der Darmbakterienstämme (Dysbiose), da unerwünschte Bakterien mehr auftreten können.
- Durch unerwünschte Bakterien im Darm kann es zur Überwucherung des Dünndarms mit Bakterien kommen, dem sogenannten Overgrowth-Syndrom.
- Wenn es zur Verschiebung der Darmbakterienstämme kommt und so die Schleimhaut nicht mehr richtig gebildet werden kann, kann sich Letztere entzünden und der Darm durchlässig werden (Leaky-Gut-Syndrom).
- Neben der Entgiftungsstörung entstehen durch eine geschädigte Darmflora unter anderem die Histaminunverträglichkeit, Fruktoseintoleranz und Laktoseintoleranz.

Übersicht zu diesem Kapitel:

Kapitel 6

Weitere Störungen der Verdauung durch die HPU

Die Entgiftungsthematik ist ein sehr großer Auslöser der Entwicklung von Nahrungsmittelunverträglichkeiten. Es gibt aber noch andere Faktoren, die bei HPUlern dazu beitragen können, Nahrungsmittelunverträglichkeiten zu entwickeln, die nicht in direkter Verbindung mit der Entgiftung stehen.

Ein großer Themenkomplex ist in diesem Zusammenhang der **Stress**. Stress bedeutet nicht nur, dass man eine anstrengende Arbeit oder zu viele Termine hat, sondern er kann auch im eigenen Körper und Kopf entstehen. Ich weiß zum Beispiel von einem Patienten, der Multimillionär, aber dennoch durchgehend gestresst war. Er hatte ein sicheres Leben sowie eine liebevolle Umgebung, aber seinen Stress im Kopf produzierte er selbst und konnte diesen nicht kontrollieren.

Verstärkend kommt dann noch hinzu, dass wir in einer Welt leben, in der alles immer voller wird und schneller passieren muss. Zum Essen gibt es Drive-ins oder Coffee-to-go. Man möchte das Essen und Trinken am besten ganz schnell hinter sich bringen, damit man sich wieder seinen Aufgaben zuwenden kann. Das hat aber unter Umständen fatale Folgen. Hierbei spielen der *Parasympathikus* und der *Sympathikus* eine Rolle. Beide sind Teile des vegetativen Nervensystems. Dieses Nervensystem steuert unsere Organfunktionen unwillkürlich. Das bedeutet, dass wir nicht aktiv »aufpassen«, wie zum Beispiel unser Herz schlägt oder wie wir atmen. Wir können zwar aktiv auf wenige Teile des vegetativen Nervensystems einwirken (etwa über die Atmung), aber grundsätzlich regelt der Körper diese Vorgänge eigenständig. Deshalb nennt man das vegetative auch autonomes Nervensystem.

Der Sympathikus und der Parasympathikus sind zwei Nervensysteme, die unterschiedliche Aufgaben haben. Der Sympathikus dient dazu, dass man in einer gefährlichen Situation entweder kampfbereit ist oder flüchten kann. Hingegen dient der Parasympathikus dazu, dass wir uns regenerieren und die Schäden im Körper reparieren können. Der Parasympathikus ist somit für die Reparatur und den Aufbau zuständig.

In unserem Alltag ist der Sympathikus häufig aktiver. Wir befinden uns oft in Situationen, in denen wir schnell reagieren, auf Trab sein, Dinge anpacken und erledigen müssen. Damit unser Körper aber gesund und stabil bleibt, brauchen wir unbedingt die Tätigkeit des Parasympathikus. Und der Parasympathikus ist ganz besonders dann aktiv, wenn wir schlafen. Ein gesunder Schlaf ist bekanntlich notwendig, schließlich regenerieren wir in dieser Zeit und bauen uns neu auf. Tagsüber sind wir meistens im Sympathikus-Modus. Wenn das aber auch beim Essen der Fall ist, dann werden unsere Verdauungsenzyme nicht ausreichend gebildet. Sie werden nur dann richtig gebildet, wenn der Parasympathikus aktiv ist und wir uns in Ruhe befinden. Passiert das nicht, werden die Nahrungsbestandteile nicht richtig verdaut, sondern liegen im Magen-Darm-Trakt und beginnen zu faulen sowie zu gären.

Früher hörte ich von meinen Patienten öfter, dass sie im Urlaub alle möglichen Nahrungsmittel vertragen hatten und wenn sie zurück zu Hause waren, Probleme mit ebendiesen Nahrungsmitteln bekamen. Ich konnte damals nicht verstehen, warum das so war. Heute ist mir bewusst, dass Menschen im Urlaub viel mehr Ruhe haben und der Parasympathikus ungestört arbeiten kann. Dadurch kann dann auch der Darm arbeiten, die Verdauung läuft glatt und Nahrungsmittel werden sehr viel besser vertragen.

Ganz besonders scheint das auf Gluten zuzutreffen. Glutenhaltige Nahrungsmittel (z.B. Getreide) werden häufig im Urlaub besser vertragen als im normalen Alltag. Meiner Ansicht nach hat das damit zu tun, dass Gluten ein sehr großes Molekül ist und es einer guten Produktion von Verdauungsenzymen bedarf, damit wir Gluten verdauen können. Ich sehe es in der Praxis so, dass die meisten Menschen eine Glutenunverträglichkeit haben, wenn sie Stress ausgesetzt sind. Auch Menschen, die keine HPU haben, können also Glutenunverträglichkeiten entwickeln, sodass in stressigen Situationen Probleme mit der Verdauung entstehen können. Bei Patienten mit HPU ist das Thema allerdings noch brisanter. Dadurch, dass bei HPUlern ein Mangel an Vitamin B6 vorliegt, kann keine Gamma-Aminobuttersäure (GABA) im Gehirn gebildet werden. Diese bremst das Gehirn aus und lässt es zur Ruhe kommen. Wenn sie nicht oder nur in geringen Mengen vorhanden ist, dann kann es passieren, dass die betroffene Person mit Stress nicht klarkommt. Wenn sie dann ohnehin schon gestresst ist und ein Mangel an Vitamin B6 vorliegt, in dessen Folge kaum noch Gamma-Aminobuttersäure gebildet wird, dreht ihr Gehirn möglicherweise noch höher. Die Person wird noch gestresster und scheidet dadurch auch noch aktiv Magnesium aus den Zellen in die Blutbahn aus, das benötigt wird, um die Stresshormone ausbremsen zu können. Dieses Magnesium geht dann aber leider über die Nieren verloren und der Stress steigert sich weiterhin. Auch hier befinden wir uns wieder in einem Teufelskreis. Es ist also bei der HPU viel leichter, in Stress zu geraten und dadurch das Mikrobiom zu schädigen, weil die betroffenen Personen nicht so leicht in den Parasympathikus-Zustand kommen, um genügend Verdauungsenzyme zu bilden und die Verdauung richtig funktionieren lassen zu können.

Ein weiterer Aspekt, der zu einer Verschlechterung der Darmbakterien führen kann, ist bei der HPU die **mangelnde Bildung von Magensäure**. Heutzutage werden gerne Säureblocker verabreicht, wenn Menschen Sodbrennen haben. Man denkt aus medizinischer Sicht, dass in diesem Fall immer zu viel Magensäure vorhanden sei. Gerade das Gegenteil kann aber der Fall sein. Ein Mangel an Magensäure kann dazu führen, dass die Nahrung anfängt zu gären. Infolgedessen besteht die Gefahr der Säurebildung, die aufgestoßen wird. Diese so gebildete Säure ist aber nicht die viel saurere Salzsäure, die vom Magen selbst gebildet wird und deren Bildung durch Säureblocker unterbunden werden soll, sondern eine Säure, deren Bildung mit Säureblockern nicht gehemmt werden kann. Säureblocker können das Problem eher verstärken, weil dann eine noch geringere Menge wirkungsvoller Magensäure vorliegt.

Hinzu kommt, dass durch die mangelnde Magensäurebildung aufgrund des Vitamin-B6-Mangels eine Störung im Säure-Basen-Verhältnis im Magen-Darm-Trakt auftritt. Dieses gestörte Säure-Basen-Verhältnis führt dazu, dass die Darmbakterien geschwächt werden. Auch wieder ein Faktor, der einer Nahrungsmittelunverträglichkeit in die Hände spielt.

Zinkmangel bei HPU: Viele Menschen wissen heutzutage, dass Zink sehr wichtig für ein gesundes Immunsystem ist. Wenn wir einen Zinkmangel haben, neigen wir vermehrt zu Infektionskrankheiten. Bezogen auf den Darm kann es sein, dass es häufiger zu Coxsackie-Virusinfektionen, zu Infektionen mit Echo-Viren oder auch mit Yersinien kommt. Es gibt noch viele weitere Erreger, die den Magen-Darm-Trakt betreffen und tatsächlich über Jahre hinweg persistieren können. Genauso ist es mit Parasiten. Auch sie können bei Zinkmangel eher auftreten, das Mikrobiom stören und Nahrungsmittelunverträglichkeiten Vorschub leisten.

Zink ist auch wichtig, um Allergien keine große Chance zu geben. Allergien entstehen, wenn das Immunsystem nicht in Balance ist. Auf diesem Weg kann außerdem eine Glutenunverträglichkeit entstehen oder auch ganz banale Lebensmittelallergien, wie wir sie kennen. Wenn wir in den schon zuvor erwähnten Apfel beißen und es danach im Mund zu bitzeln beginnt, kann also ein Zinkmangel vorliegen. Zinkmangel kann daher eine grundlegende Ursache für die Ausbildung von Nahrungsmittelunverträglichkeiten sein.

Ein weiterer Faktor, der sich auch nicht nur aus der Entgiftung ergibt, ist die **Bewegungsschwäche des Darms**. Der Darm bewegt sich besonders gut, wenn wir viel Serotonin im Darmbereich haben. Die Serotoninbildung ist aber wiederum von Vitamin B6 abhängig und wenn ein entsprechender Mangel vorliegt, kann daraus eine Bewegungsstörung des Darms folgen. Dann liegt der Nahrungsbrei über längere Zeit im Darm herum und es kommt wiederum zu Entzündungen, zu Fäulnis und Gärung. Dies führt erneut zu vermehrter Giftproduktion – und schon wieder sind wir mitten in der Entgiftungsproblematik.

Wie dieses Kapitel zeigt, gibt es sehr viele Faktoren, die zu Nahrungsmittelunverträglichkeiten führen können. Aus diesem Grund ist es für jeden Arzt besonders wichtig, den Patienten und dessen Gesundheit in seiner

Gesamtheit zu untersuchen – und nicht nur in Bezug auf einzelne Faktoren.

Erfahrungsbericht

Es ist sieben Uhr morgens. Ich bin gerade aufgewacht und habe mein Handy eingeschaltet, da klingelt es auch schon. Am Telefon höre ich eine aufgeregte Frauenstimme: »Es ist alles voller Blut! Mein Stuhlgang ist blutig, mein Urin ist blutig!« Ich höre das schiere Entsetzen! Allerdings musste ich selbst erst einmal richtig wach werden und so stelle ich ein paar Fragen, um sie erstens ruhiger werden zu lassen und zweitens Hintergrundinformationen zu bekommen. Die Frau möchte schnellstmöglich einen Termin haben. Die große Menge an Blut macht ihr unglaublich viel Angst.

Wir sprechen ein wenig und ich erfahre, dass sie ansonsten keinerlei Beschwerden, kein Fieber, keine Schwäche, keinen Durchfall und auch keine Übelkeit hat. Ich frage sie, ob sie vielleicht größere Mengen rote Beete gegessen habe. Und Bingo! Die rote Färbung im Stuhl und Urin war gar kein Blut …

Es handelt sich hier zwar um keine Nahrungsmittelunverträglichkeit, aber um eine HPUlerin, die schnell in Panik verfällt – typisch für HPUler, weil sie zu wenig Vitamin B6 haben, um den Botenstoff Gamma-Aminobuttersäure im Gehirn zu bilden, der für Ruhe und Gelassenheit zuständig ist.

Zusammenfassung:

- Unser vegetatives Nervensystem steuert unsere Organfunktionen von selbst. Der Sympathikus dient dazu, dass man in einer gefährlichen Situation entweder kampfbereit ist oder flüchten kann. Der Parasympathikus steuert, dass wir uns regenerieren und die Schäden im Körper reparieren können. Damit die Enzyme zur Verdauung gebildet werden, muss unser Körper sich im Modus des Parasymapthikus befinden.
- Sind Betroffene unter Stress, können sie nicht richtig verdauen, da sie sich währenddessen im Sympathikus-Modus befinden. Bei HPUlern wird der Stress durch die fehlende Bildung von Gamma-Aminobuttersäure zusätzlich gefördert.
- Bei der HPU kann das Mikrobiom ebenfalls durch die mangelnde Bildung von Magensäure verschlechtert werden.
- Durch den Zinkmangel bei der HPU kann es vermehrt zu Infektionskrankheiten, Parasiten und anderen Erregern im Magen-Darm-Trakt kommen.
- Wird Serotonin im Darmbereich gebildet, bewegt sich der Darm gut. Fehlt Vitamin B6, gibt es kein Serotonin und es kommt zur Bewegungsstörung des Darms. Dann wird die Nahrung nicht verarbeitet und es kommt zu Entzündungen, Fäulnis und Gärung sowie zu vermehrter Giftproduktion.

Übersicht zu diesem Kapitel:

Kapitel 7
Die Therapie – wie ich aus dem Teufelskreis herauskomme

Darmunterstützung

Die allererste Maßnahme, die ich in meiner ärztlichen Praxis ergreife, besteht darin, den Darm zu unterstützen. Egal, ob es schon zu Nahrungsmittelunverträglichkeiten gekommen ist oder nicht. Diese Unterstützung ist fast immer wichtig, weil wir in einer Zeit voller Stress leben und es allein dadurch schon zu einer Schwächung des Darms kommen kann. Gerade aber bei der HPU oder dem Verdacht auf HPU ist es bedeutend, den Darm zu stärken. Das kann man auch gut vor Beginn der eigentlichen Therapie mit Mikronährstoffen angehen. Wenn der Darm unterstützt wird, wird automatisch auch schon mal die Entgiftung besser, und zwar weil wir Substanzen hinzugeben, die die Entgiftung erleichtern. Dabei handelt es sich nicht nur um Darmbakterien, die wir auf jeden einzelnen Patienten anpassen, sondern sehr häufig geben wir auch Akazienfasern (oder andere Präbiotika), die in erster Linie als Nahrung für die Akkermansia muciniphila dienen und zweitens durch ihren Fasergehalt direkt Giftstoffe binden können. Überhaupt ist es sinnvoll, wenn man viele Faserstoffe zu sich nimmt, weil sie die Entgiftung im Darm deutlich verbessern können. Mit Faserstoffen sind Stoffe gemeint, die wir im Gemüse finden.

Damit ist nicht so sehr gemeint, dass wir zum Beispiel Vollkorn essen. Schalen von Getreide enthalten nämlich Abwehrstoffe gegen Insekten, die wiederum schwierig für unseren Darm sind. Es ist stattdessen besser, Faserstoffe bzw. Ballaststoffe zu essen, die aus Gemüse stammen, wie etwa Kohlrabi, Fenchel oder Sellerie. In diesen Gemüsesorten sieht man die Fasern in Form kleiner Fädchen. Wenn diese ordentlich zerkaut werden, sind sie eine sehr gute Ernährung für unsere Darmbakterien und gleichzeitig kann der Darm mithilfe dieser Faserstoffe besser Gifte ausscheiden.

Zum Abschluss dieses Unterkapitels noch ein paar Worte zu den Darmbakterien: Wir geben jedem Patienten die Darmbakterien, die besonders gut zu ihm passen. Aber man muss wissen, dass diese Darmbakterien in Gläsern gezüchtet werden. Sie waren also niemals in einem Darm und kennen somit dieses Umfeld auch überhaupt nicht. Es ist wichtig, zu verstehen, dass diese Darmbakterien nicht im Darm anwachsen können. Wenn die eigene Darmflora gestört ist, liegt es nahe zu glauben, man nimmt ein paar Darmbakterien, die dann anwachsen, und die Darmflora sei wieder intakt – aber dem ist nicht so. Diese zugeführten Darmbakterien sind eher wie kleine Helferchen, die sich für 24 Stunden wie ein Schutzfilm über den Darm legen. Hinter diesem Film können sich die eigenen Darmbakterien dann erholen und die Schleimhaut regeneriert sich. Dieser Prozess dauert übrigens mindestens drei Monate. Es ist also niemandem geholfen, wenn man Darmbakterien über einen Zeitraum von zwei bis vier Wochen nimmt und danach vielleicht noch unregelmäßig. Die Behandlung funktioniert nur, wenn man sie mindestens drei Monate lang ununterbrochen einnimmt. Manche Kollegen empfehlen sogar anderthalb Jahre. Dennoch ist die Wirkung dieser zugeführten Darmbakterien enorm. Meiner Erfahrung nach sind sie in Kombination mit den Akazienfasern häufig ein Gamechanger.

Ein Stoff, den wir in meiner Praxis mit ziemlicher Regelmäßigkeit geben, ist *Glutamin.* Es handelt sich dabei um eine Aminosäure, die der Darm für die Entgiftung, für die Energieproduktion sowie für die Regeneration der Schleimhaut bei dem Leaky-Gut-Syndrom braucht. Glutamin hilft, die Verbindungen der Darmzellen wiederherzustellen, wenn diese durch das Leaky-Gut-Syndrom verloren gegangen sind. Bei Patienten ist dann häufig zu erkennen, dass Glutamin auch noch andere Effekte hat. So hören wir zum Beispiel immer wieder, dass das Verlangen auf Süßigkeiten abnimmt, wenn Patienten Glutamin einnehmen, oder dass sie von da an deutlich an Gewicht verlieren.

Im Einzelfall kommen gelegentlich noch weitere Darmmittel dazu, wenn zum Beispiel Pilze überhandgenommen haben oder irgendwelche Infektionen eine besondere Rolle spielen. Das klären wir dann allerdings von Fall zu Fall.

Mikronährstoffe

In den meisten Fällen beginnen wir direkt beim ersten Termin mit der Darmtherapie und geben den Patienten den HPU-Test mit nach Hause. Bis wir das Ergebnis des HPU-Tests in der Arztpraxis erhalten, sind meist vier Wochen vergangen und somit haben wir schon eine gewisse Grundlage, was die Darmtherapie betrifft. Wenn dann ein positiver HPU-Test vorliegt, beginnen wir mit der Mikronährstofftherapie.

Hierbei ist zu beachten, dass es besser ist, einen Therapeuten an der Hand zu haben, wenn man mit der Diagnostik und mit dem Beginn der Therapie zu tun hat. Die Diagnostik basiert nicht nur auf dem Test, sondern auch auf Laboruntersuchungen und den Beschwerden sowie Symptomen des Patienten. Das Gesamtbild spielt hier also erneut eine bedeutende Rolle. Ich halte es daher für besonders sinnvoll, wenn die erste Diagnose durch einen Therapeuten begleitet wird. Ebenso verhält es sich mit dem Beginn der Therapie. Therapeutisch ist eine Unterstützung mit Zink, aktivem Vitamin B6 (P5P), Magnesium, Mangan und einem Vitamin-B-Komplex hilfreich. In Einzelfällen, je nach Laborbefunden, können aber noch weitere Ergänzungen nötig werden.

So kann es beispielsweise sein, dass die Phase II der Entgiftung nicht stark genug ist, weil möglicherweise im Glutathion-Stoffwechsel Probleme vorliegen. Dann sollte eventuell Glutathion verabreicht werden. Aber auch hier sollte man sich mit einem Therapeuten absprechen, weil es immer wieder Fallstricke geben kann.

Vitamin B6 gebe ich in einer Dosierung, die höher ist als von der *Deutschen Gesellschaft für Ernährung*[8] empfohlen, weil es sich um eine Therapie handelt. Es entstehen dann auch höhere Laborwerte, als man normalerweise erwarten würde. Das hat aber alles seine Richtigkeit. Wir geben aktives Vitamin B6 (P5P), von dem bisher noch nie bekannt geworden ist, dass es irgendwelche Nebenwirkungen hat oder haben könnte. Die einzige bekannte Nebenwirkung, ein Taubheitsgefühl oder Kribbeln, von dem man ab und zu liest, tritt nur bei nicht aktiviertem Vitamin B6 auf, nicht bei dem von uns genutzten aktivierten Vitamin B6, also P5P. Hinzu kommt, dass die erwähnten möglichen Nebenwirkungen von Vitamin B6 erst bei sehr, sehr hohen Gaben auftreten können, die unsere Dosierungen bei weitem überschreiten. Zudem verschwinden auch diese Nebenwirkungen wieder, sobald man Vitamin B6 absetzt.

Da Vitamin B6 aktiv in die Zelle aufgenommen werden muss und dieser Weg bei HPUlern manchmal schwierig ist, ist es wichtig, dass im Blut genügend Vitamin B6 vorhanden ist, damit sozusagen ein biochemischer Druck entsteht und es so in die Zelle hineingelangen kann.

Obwohl ich bisher noch keine Probleme bei der Verwendung einer höheren Dosierung feststellen konnte, habe ich schon von größeren Problemen erfahren, wenn Patienten die Dosierung abgesenkt oder komplett mit

8 Mehr dazu unter: https://www.dge.de/; besucht am 21.12.2022.

P5P aufgehört haben. Man kann sich vorstellen, dass die Probleme von HPUlern über Jahre entstehen und der Körper langsam Kompensationsmechanismen entwickelt, wenn zu wenig P5P vorhanden ist. Wenn jetzt aber ein Patient mit der HPU-Therapie angefangen hat, regelmäßig seine Mikronährstoffe zu sich nimmt und dann plötzlich damit aufhört, dann kann der Körper das nicht richtig kompensieren. Als Folge können dann wieder deutliche Probleme auftreten, die man eigentlich schon im Griff hatte.

Der nächste wichtige Stoff, den wir bei der Mikronährstofftherapie verabreichen, ist Zink. Zink geben wir ebenfalls in höheren Dosen als in vielen schulmedizinischen Praxen üblich. Aber es gibt auch Länder, in denen das Drei- oder Vierfache davon, wenn nicht sogar noch mehr, gegeben wird. Dort ist das Routine. In meiner Arztpraxis gebe ich jedoch maximal 55 mg. In den USA sind häufig 150 mg oder mehr üblich.[9] Meine Erfahrung ist allerdings, dass mehr als 55 mg keinen weiteren Nutzen mehr bringen.

Übrigens muss man bedenken, dass Zink oder Magnesium, aber auch andere Stoffe niemals als reines Zink

9 Vgl. Edelman, E. (2010). Bipolar Nutrients: Mega vitamin B6 and zinc in pyroluria. Blog, https://naturalhealingforbipolardisorder.blogspot.com/2010/06/bipolar-nutrients-mega-vitamin-b6-and.html; besucht am 03.12.2022.

oder reines Magnesium gegeben werden, sondern immer als Kombination, wie z.B. Zink plus Citrat (Zinkcitrat) oder Zink plus Picolinat (Zinkpicolinat). Wenn man die Menge Zink herausfinden will, die in dem Präparat enthalten ist, muss man ganz genau hinschauen. Denn Zink hat ein Eigengewicht, so wie der andere Stoff (Citrat, Picolinat) auch. Wenn ich ein Zinkcitrat gebe, dann wiegt dieses Zinkcitrat natürlich mehr als das Zink alleine. Das kann manchmal ziemlich verwirrend sein. Dabei hilft der Blick auf die Inhaltsangabe der Packung.

Die unterschiedlichen Formen von Zink und Magnesium können übrigens unterschiedlich gut aufgenommen werden und auch unterschiedliche Funktionen ausüben. Zu diesen Fragen können Sie mehr Informationen in der Fachliteratur finden oder müssen Rücksprache mit Ihrem Therapeuten halten, wenn Sie mehr erfahren möchten.

Zink kann manchmal etwas problematisch sein, weil es Flauheit hervorrufen kann. Diese Flauheit ist eigentlich nicht schlimm und kann auch sofort wieder eingedämmt werden, wenn man etwas isst. Man sollte aber Zink deshalb nicht auf leeren Magen nehmen, weil die Wahrscheinlichkeit einer Flauheit dadurch deutlich erhöht ist.

Des Weiteren sollte man bei einer HPU-Therapie auch Magnesium hinzufügen, wenn es nicht ausreichend vorhanden ist, weil Magnesium unsere Stresshormone in Schach hält. Und Stress spielt, wie wir zuvor gelernt haben, nun mal bei der HPU eine zentrale Rolle.

Häufig geben wir den Patienten auch Mangan. Mangan ist sehr wichtig, damit wir den oxidativen Stress in guten Bahnen halten. Oxidativer Stress kann vorteilhaft sein, aber auch negative Auswirkungen haben. In Kombination mit äußerem Stress und Darmstörungen sowie Entgiftungsstörungen bringt der oxidative Stress allerdings eher Probleme mit sich. Deswegen geben wir unseren Patienten in der Praxis meistens geringe Dosierungen an Mangan, damit sie die Möglichkeit haben, dem oxidativen Stress in gewissem Maße zu begegnen.

Da wir den Patienten nun schon aktives Vitamin B6 (P5P) geben, ist es auch essenziell, dass wir ebenso einen Vitamin-B-Komplex verabreichen. B-Vitamine sind wie eine große Familie. Sie beeinflussen und brauchen sich auch alle gegenseitig. Deshalb sollte man immer einen Vitamin-B-Komplex dazugeben, wenn man ein B-Vitamin hoch dosiert gibt. Im Vitamin-B-Komplex sind immer mehrere B-Vitamine enthalten, wie z.B. Vitamin B12, Folsäure, Vitamin B2, Niacin, Biotin etc. Beim Vitamin-B-Komplex ist es mir besonders wichtig, dass es sich um aktive Vitamine handelt. »Aktive Vitamine« bedeutet, dass die Vitamine z.B. methyliert sind. Ich lege Wert darauf, dass es eine Methylfolsäure ist und keine künstliche Folsäure, weil diese sehr viele negative Auswirkungen haben kann. Genauso bevorzuge ich auch Methylcobalamin, das bedeutet ein Vitamin B12 mit einer Methylgruppe, gegenüber einem Vitamin B12 mit einer Cyanid-Gruppe, wie beim Cyanocobalamin. Cyanid muss entgiftet werden und belastet erneut die Entgiftung.

Bei der Mikronährstofftherapie ist es wichtig, Geduld zu bewahren. Für HPUler ist das manchmal nicht so einfach. Nach einem halben Jahr kann man sagen, dass man mit der Therapie gerade mal angefangen hat. Veränderungen können sich bei HPUlern noch bis zu zwei Jahre nach Beginn der Therapie ergeben. Besonders zu Beginn kann es sein, dass manche Patienten, die zum Beispiel unter Ängsten leiden, noch stärkere Ängste entwickeln. Deshalb halte ich es für sehr sinnvoll, dass auch die Mikronährstofftherapie von einem Therapeuten begleitet wird. Im Gegensatz zum Alleingang sind so negative Erfahrungen und ein Abbruch der gesamten HPU-Therapie vermeidbar. Denn niemand sollte mögliche gesundheitliche Verbesserungen einfach so verschenken.

Ernährungsumstellung

Bei Nahrungsmittelunverträglichkeiten ist es natürlich ausschlaggebend, eine Zeit lang auf die problematischen Nahrungsmittel zu verzichten. Wenn Patienten schon wissen, was sie nicht vertragen, kommen sie zu mir und sagen »Ich vertrage keine Laktose, deshalb nehme ich sie nicht zu mir« oder »Ich vertrage keine Fruktose, deshalb nehme ich sie nicht zu mir«. In den meisten Fällen wissen die Patienten schon, dass sie gewisse Nahrungsmittel nicht gut vertragen, weil sie es direkt bzw. innerhalb weniger Stunden spüren. Dagegen spüren sie die Unverträglichkeit in Bezug auf IgG4-Antikörper nicht. Diese Unverträglichkeiten stellen wir im Labor fest und besprechen anschließend mit dem Patienten das weitere Vorgehen. Man kann unglaublich viele Nahrungsmittel auf Unverträglichkeiten untersuchen. Aber gerade als HPUler würde man sich vollkommen verrückt machen, wenn man nun auf all diese Nahrungsmittel verzichten müsste. Deshalb ist es hier angebracht, das weitere Vorgehen abzusprechen. Sind nur wenige Nahrungsmittel unverträglich, ist es leichter, sie wegzulassen … Aber stellen Sie sich vor, Sie dürften kein Ei, keinerlei Getreide und überhaupt keine Milchprodukte mehr essen. Da geht der Stress schon los. Wenn dann noch mehr Nahrungsmittel gestrichen werden, fühlt man sich schnell alleingelassen und hilflos. In solchen Fällen sollte man als Arzt unbedingt mit dem Patienten darüber sprechen, damit man gemeinsam alternative Lösungen finden und die richtigen Prioritäten setzen kann!

Da HPUler meistens Menschen sind, die keinen großen Stress ertragen, ist es für sie insbesondere naheliegend, viel Kontrolle auszuüben und sehr penibel in der Durchführung von Maßnahmen zu sein. Man kann hier von einer Schutzreaktion sprechen. Doch daraus folgt, dass sie sich dann noch mehr Stress machen und alles sehr genau erledigen möchten. Deshalb ist es eben auch für diese Patienten bei der Ernährungsumstellung hilfreich, mit einem Therapeuten zu sprechen und die eigene Kontrolle abzugeben. Dazu muss natürlich das Verhältnis zwischen Therapeut und Patient passen. Die Nahrungsmittel müssen im Allgemeinen mindestens ein halbes Jahr weggelassen werden, manchmal sogar länger. Da ist eine gute Planung mit Sicherheit hilfreich.

Therapie von Infektionen

Durch den Zinkmangel haben viele HPUler häufig mit Infektionskrankheiten zu kämpfen. Diese können auch den Magen-Darm-Trakt betreffen. Ich behandle Infektionskrankheiten nicht unbedingt sofort, auch wenn ich sie möglicherweise relativ früh diagnostiziert habe. Je nach Situation warten wir auch manchmal ein paar Monate ab und kontrollieren dann erst die Infektionskrankheit. Es kann nämlich sein, dass sich der Körper durch die Darm- und Mikronährstofftherapie mithilfe der jetzt verfügbaren Mikronährstoffe selbst regulieren kann. Das ist im Endeffekt das, was ich gerne erzielen möchte. Sollten Infektionen dennoch Bestand haben, wäre es aus meiner Sicht problematisch, hier mit Antibiotika zu behandeln. Ich ziehe es vor, mit gründlich erforschten Phytotherapeutika (aus Pflanzen hergestellte Arzneimittel) zu therapieren und habe damit auch ausgezeichnete Erfahrungen gemacht.

Hilfreiche Lebensveränderungen

Ein weiterer wichtiger Aspekt neben der Ernährungsumstellung besteht darin, dass man darauf achtet, nicht zu viele Kohlenhydrate zu sich zu nehmen. Kohlenhydrate führen nämlich in der Folge häufig dazu, dass sich Entzündungen entwickeln oder verstärken. Große Pausen zwischen den Nahrungsaufnahmen sind dafür sehr hilfreich. Leider wird häufig empfohlen, dass HPUler alle zwei Stunden essen sollten, weil sie häufiger Probleme mit Unterzuckerung haben. Aber diese Unterzuckerung wird so noch gefördert, wenn man alle zwei Stunden Kohlenhydrate zu sich nimmt. Stattdessen sollte man lieber den Organismus umstellen und weniger Kohlenhydrate zu sich nehmen. Der Körper kann dann lernen, seine Energie aus Fetten oder Aminosäuren zu holen. Dadurch kommt es nicht mehr zu diesen Hungerlöchern.

Wenn wir auf die Ernährung achten, sollten wir ebenfalls einen Blick auf die Qualität des Wassers werfen. Wasser aus der Leitung wird leider nicht auf Rückstände von Medikamenten überprüft. Wenn wir uns vor Augen führen, dass die Hälfte der weiblichen Bevölkerung die Antibabypille einnimmt, können wir uns ausrechnen, wie viele Hormone sich in unserem Wasser ansammeln, die nicht unbedingt geklärt werden. Leider wird unser Wasser hauptsächlich auf Nitrate und Bakterien untersucht, aber eben nicht auf Medikamentenrückstände oder gar andere Stoffe. Es gibt nur eine Basisuntersuchung, und wenn diese in Ordnung ist, wird unser Trinkwasser aus der Leitung als sehr gut eingestuft. Wenn man aber genauer hinschaut, stellt man fest, dass dem nicht so ist.[10] Ich kann nur empfehlen, dass Sie sich über Wasseraufbereitungsanlagen informieren und hier, falls möglich, eine Investition tätigen. Auch Mineralwasser aus Flaschen ist nicht unbedingt gesund. Hier kann es zum einen Reinigungsmittelrückstände geben und zum anderen wissen wir letzten Endes nicht, wo das Wasser wirklich herkommt und wie belastet es ist.

Bewegung und frische Luft spielen natürlich eine sehr große Rolle, wenn es um Gesundheit geht. Bewegung führt dazu, dass Stress abgebaut wird. Allein hierfür ist sie schon mal geeignet. Man sollte es jedoch nicht übertreiben. Übertraining sowie Überlastung sollten vermieden werden. Aber regelmäßige Bewegung, am besten an der frischen Luft, ist auf jeden Fall schon mal ein richtiger Schritt in Richtung Gesundheit. Viele Menschen, die ständig Auto fahren, sind sich gar nicht bewusst, dass sie große Mengen an Giftstoffen im Auto haben; einerseits von den Polstern und Überzügen im Auto, andererseits durch die Abgase, die von der Lüftungsanlage immer wieder umgewälzt werden. Häufig besteht die Annahme,

---

10 Vgl. Zylka-Menhorn, V. (2018). Arzneimittelrückstände im Wasser: Vermeidung und Elimination, https://www.aerzteblatt.de/archiv/198237/Arzneimittelrueckstaende-im-Wasser-Vermeidung-und-Elimination; besucht am 03.12.2022.

dass bei einer Autobahnfahrt durch eine Waldschneise besonders viel gute Luft ins Auto gelangt, da der Wald schließlich viel Sauerstoff produziert. Dem ist jedoch nicht so, da gerade die Waldschneisen quasi die Autoabgase sammeln und diese dann ins Auto gelangen. Ich habe viele Patienten, die es nicht ertragen können, lange im Auto zu sitzen, weil sie sich dann vergiftet fühlen. Das scheint schon etwas der Realität zu entsprechen. Achten Sie also immer darauf, dass Sie möglichst viel frische und richtig gute Luft bekommen, denn sie ist wirklich essenziell für Sie.

Schlaf ist auch ein unglaublich wichtiger Faktor. Viele Menschen, nicht nur HPUler, können schlecht schlafen. Das liegt sicher an unserem stressigen Leben, aber auch an der Lärmbelastung um uns herum sowie an der Lichtverschmutzung, mit der wir vielerorts zu tun haben. Zum Schlafen brauchen wir einen richtig dunklen Raum, damit unser Schlafhormon Melatonin gebildet werden kann. Auch benötigen wir eine gewisse Rhythmik. Schichtarbeit etwa ist nicht gut für unser Schlafverhalten und unsere Gesundheit. Wir sollten bestimmte Zeiten zum Schlafengehen haben und möglichst auch zu ähnlichen Zeiten wieder aufwachen. Man darf nachts durchaus mal aufwachen, das ist nicht ungewöhnlich. Jedoch sollte man zügig wieder einschlafen können. Bei HPUlern ist häufig die Schlafhormonbildung gestört, weil sie Vitamin-B6-abhängig ist. Wenn hier starke Probleme bestehen, sollten Sie mit Ihrem Therapeuten sprechen. Es gibt Möglichkeiten, auch ohne Schlafmittel den Schlaf zu verbessern. Im Schlaf ist unser Parasympathikus maximal aktiv, das bedeutet, Regeneration kann stattfinden.

Mit einer Lebensumstellung kann sich also Ihr Darm sowie Ihr Immunsystem regenerieren und wieder gesund funktionieren. Schaffen Sie das, dann gehören Nahrungsmittelunverträglichkeiten hoffentlich bald ebenfalls zu Ihrer Vergangenheit. Damit Sie jedoch nicht den Überblick verlieren und zu Beginn Ihrer Reise leicht Fuß fassen können, gebe ich Ihnen zum Schluss noch einen kleinen Überblick zu den wichtigsten Punkten in diesem Buch.

Zusammenfassung:

Welche Maßnahmen können bei der HPU durchgeführt werden?

- ► Der Darm kann durch eine Aufbautherapie unterstützt werden. Dabei werden neben Darmbakterien auch Faserstoffe verabreicht.
- ► Bei der Mikronährstofftherapie ist eine Unterstützung mit Zink, aktivem Vitamin B6 (P5P), Magnesium, Mangan und einem Vitamin-B-Komplex hilfreich. Veränderungen kann es bei HPUlern noch bis zu zwei Jahren danach geben.
- ► Bei Unverträglichkeiten ist es ausschlaggebend, eine Zeit lang auf die problematischen Nahrungsmittel zu verzichten. Bei HPUlern kann jedoch der Verzicht einer großen Menge an Nahrungsmitteln Stress erzeugen.
- ► HPUler haben häufig mit Infektionskrankheiten zu kämpfen. Mithilfe der Darm- und Mikronährstofftherapie kann der Körper das dann selbst regulieren. Sollten Infektionen weiterhin Bestand haben, sollte die Therapie im Nachgang mit Phytotherapeutika ergänzt werden.
- ► Weitere hilfreiche Lebensveränderungen können unter anderem der Verzicht auf Kohlenhydrate, die Investition in eine Wasseraufbereitungsanlage, viel Bewegung sowie frische Luft und ausreichend geregelter Schlaf sein.

Abschließender Überblick

- Es gibt unterschiedliche Formen von Nahrungsmittelunverträglichkeiten. Manche kann man selbst durch die eigene Beobachtung erkennen, manche – wie die IgG4-Unverträglichkeiten – nicht.

- Neben vielen Möglichkeiten ist eine verbreitete Ursache die HPU – Hämopyrrollaktamurie, eine Stoffwechselschwäche.

- Die HPU führt zum Verlust von Mikronährstoffen, wodurch mehr als 400 Funktionen im Körper nicht mehr zu hundert Prozent ausgeführt werden können.

- Aufgrund der HPU kann der Darm beeinträchtigt sein, weil ...

  - die Entgiftung geschwächt sein kann und somit mehr Giftstoffe in den Darm gelangen.

  - Gallensäuren möglicherweise nicht mehr korrekt gebildet werden und in der Folge das Mikrobiom leidet.

  - die Magensäurebildung reduziert sein kann, was zu einem für die Verdauung ungünstigen Säure-Basen-Verhältnis führt.

    - die Darmbeweglichkeit eingeschränkt sein kann, wodurch der Speisebrei nicht gut weiterverarbeitet wird.

    - Verdauungsenzyme durch einen höheren Stresslevel möglicherweise nicht mehr in ausreichendem Maße produziert werden, wodurch nicht mehr richtig verdaut wird.

    - durch eine mögliche Abwehrschwäche infolge Zinkmangels Erreger das Mikrobiom schädigen können.

- Im Darm kann es in der Folge zu Verschiebungen des Mikrobioms und zum Leaky-Gut-Syndrom kommen.

- Im Rahmen des Leaky-Gut-Syndroms können unverdaute Proteine in die Blutbahn gelangen und werden dort als »fremd« erkannt. Daraufhin können IgG4-Antikörper gebildet werden, die über Immunreaktionen unterschiedlichste Beschwerden, wie z.B. Kopfschmerzen, Gelenkschmerzen, Hautausschläge, Verdauungsstörungen etc., auslösen können.

- Durch die Verschiebung des Mikrobioms sowie Umbaustörungen im Histaminstoffwechsel aufgrund der HPU kann eine Histaminunverträglichkeit entstehen.

- Eine Fruktoseintoleranz und weitere Unverträglichkeiten können durch die Veränderung des Mikrobioms entstehen.

- Therapeutisch grundlegend für die Nahrungsmittelunverträglichkeiten sind in diesen Fällen …

  - die Behandlung des Darms,

  - der Ausgleich von Mikronährstoffdefiziten,

  - diverse Anpassungen der Lebensumstände, wie z.B. Ernährungsumstellung, Stressmanagement usw.

Rezepte

1) Kohlenhydratfreies Heißgetränk

Um den Darm morgens auf Trab zu bringen und uns mit Flüssigkeit und Energie zu versorgen, bietet es sich an, eine Tasse heißes Wasser zu trinken. Das Wasser kann etwa zwischen 60 und 80 Grad heiß sein – je nach Vorlieben. Vorzugsweise verwenden Sie kein Wasser direkt aus dem Wasserhahn (außer es handelt sich um extrem gutes Wasser), sondern aufbereitetes (gefiltertes) Wasser. Heißes Wasser schmeckt übrigens ganz anders als kaltes Wasser – probieren Sie es!

2) Gerichte ohne Getreide, Milch und Hühnerei

Alle drei Nahrungsmittel kann man durchaus ersetzen: Anstelle von Getreide kann man z.B. Buchweizenmehl oder Mandelmehl nehmen.

Hühnereier lassen sich beispielsweise gut durch Wachteleier oder Enteneier ersetzen. Auch Menschen mit einer Unverträglichkeit gegen Hühnereier vertragen zumeist Wachteleier. Es gibt aber noch weitere Möglichkeiten, um das Ei zu ersetzen: Zum Beispiel gibt man einen Teelöffel Chiasamen in heißes Wasser und lässt sie quellen, bis sich eine etwas gelatinöse Masse bildet. Sie kann gut als Ei-Ersatz verwendet werden.

Anstelle von Milch kann man Hafermilch, Mandelmilch, Cashewmilch oder eine andere nicht tierische Milchart nutzen.

3) Herzhaftes Frühstück

Süßkartoffeltoast mit Guacamole und/oder Olivenpaste: Für den Süßkartoffeltoast muss einfach eine Süßkartoffel geschält, in Scheiben geschnitten und anschließend im Toaster getoastet werden.

Dazu passt Guacamole, die man aus einer Avocado, püriert mit Zitronensaft, etwas Salz und Pfeffer, herstellt.

Als Alternative kann man auch entsteinte Oliven pürieren und diese als Aufstrich verwenden.

4) Basta Pasta

Vielen Menschen fällt es schwer, wegen Unverträglichkeiten auf Nudelgerichte zu verzichten. Neuerdings gibt es aber nicht nur Nudeln auf Erbsen-, Kichererbsen- oder Linsenbasis, an deren Geschmack man sich gewöhnen muss, sondern auch welche auf Reis- und Maisbasis, die sehr ähnlich wie Weizennudeln schmecken. Dinkelnudeln sind häufig kein Ersatz, weil sie ebenfalls Gluten enthalten und die Dinkeleiweiße denen aus Weizen extrem ähnlich sind.

Allerdings sollte man beachten: Nudeln auf jeglicher Basis (auch die genannten Weizenalternativen) sind recht kohlenhydratreich und nährstoffarm. Kohlenhydrate triggern aber über Insulin Entzündungen und diese können wiederum Nahrungsmittelunverträglichkeiten begünstigen. Um das Gericht deutlich gesünder zu machen, kann man Zucchini in Nudelform hobeln, dafür gibt es Spiralschneider. Man kocht dann nur die halbe Menge an Nudeln und gibt die Zucchininudeln während der letzten Minute zu den anderen Nudeln in das kochende Wasser. Anschließend gießt man die gemischten Nudeln wie gewohnt ab. Die Ballaststoffe der Zucchini sind übrigens sowohl für den Darm als auch für die Entgiftung ausgezeichnet.

5) Pfannkuchen

Pfannkuchen enthalten die drei Nahrungsmittel, die am häufigsten zu Nahrungsmittelunverträglichkeiten führen: Getreide, Milch und Hühnereier. Als Alternative kann man ungekochte rote Linsen und Wasser (im Verhältnis 50/50) mischen, pürieren, würzen (süß oder herzhaft) und anschließend braten.

6) Bleiben Sie entspannt!

Denken Sie nicht daran, was Sie nicht mehr essen dürfen, sondern schauen Sie in Ruhe, welche Nahrungsmittel noch übrig bleiben. Es werden mehr sein, als Sie denken!

Zudem ist es nicht unbedingt notwendig, alles sofort perfekt zu ändern. Gerade als HPUler muss man in manchen Fällen lernen, Fünfe gerade sein zu lassen. Sie sollten das Ziel nicht aus den Augen verlieren, aber auch nichts überstürzen.

7) Soße als Beilage zu Gemüse

a) Nussmus (z.B. Cashew, Mandel, Haselnuss, Erdnuss) mit dem Gemüsesud pürieren, sodass es eine saucenähnliche Konsistenz bekommt. Nach Geschmack würzen – z.B. mit frisch geriebenem Meerrettich, Currys, Kräutern, angerösteten Saaten o. Ä.

b) Milchfreie Frischkäsealternative mit einer Pflanzenmilch oder Gemüsesud zu einer Soße rühren und ebenfalls würzen.

8) Dips:

a) Gekochte rote Linsen zusammen mit Zwiebeln, Knoblauch, Rosmarin, Curry, Salz und Pfeffer pürieren.

b) Veganer Spundekäs: 130 g Cashewkerne einweichen. Ein EL Essig, zwei EL Zitronensaft, zwei Prisen Salz und 130 ml stilles Wasser mit den Cashewkernen verrühren. Kleingehackte Zwiebeln, Rosenpaprikapulver und Knoblauch dazugeben.

c) Alternative für Mayonnaise: Weiße Bohnen kochen, anschließend mit ein bisschen Senf, Zitronensaft, Öl und Salz/Pfeffer vermengen.

Kontakt

Praxis Dr. med. Sybille Freund
Hinter Sundheim 12
55283 Nierstein

Webseite: www.doktorfreund.de
E-Mail: praxis@doktorfreund.de
Tel.: 06133 7019677

Weitere Publikationen des Mentoren-Verlages

»Der Buchmarkt wartet auf keinen Autor. Weder auf Sie noch auf mich noch auf sonst jemanden. Warum? Weil es genügend von uns gibt.«

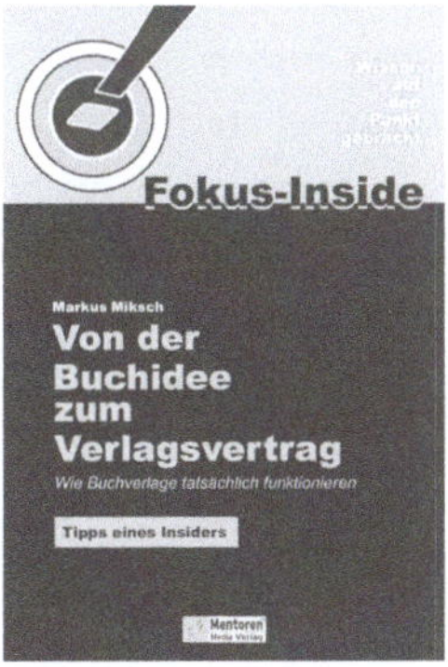

Markus Miksch
Von der Buchidee zum Verlagsvertrag
Wie Buchverlage tatsächlich funktionieren
104 Seiten
Mentoren-Media-Verlag
ISBN: 978-3-98641-014-8
€ 11,95 [DE]

Ein professionell erstelltes Exposé kann die Eintrittskarte zu einem Buchverlag bedeuten. Doch worauf kommt es dabei an und wie ist ein Exposé überhaupt aufgebaut?

Markus Miksch, der ehemalige Literaturagent und inzwischen Gesellschafter sowie Programmleiter des Mentoren-Media-Verlages, zeigt in diesem Kompaktbuch, worauf es wirklich ankommt. Wenn Sie sich aus den tausenden Zuschriften, die Verlage jährlich erhalten, hervorheben möchten, dann sollten Sie dieses Buch unbedingt lesen.

»Immer wieder balanciert das Wunderwerk Körper die Billionen von Zellen aus, sodass Sie wieder in die Gesundheit gelangen können. Irgendwann jedoch ist dieses Fass voll. Da geht nichts mehr mit Kompensieren, sondern da hilft nur noch der Alarmknopf.«

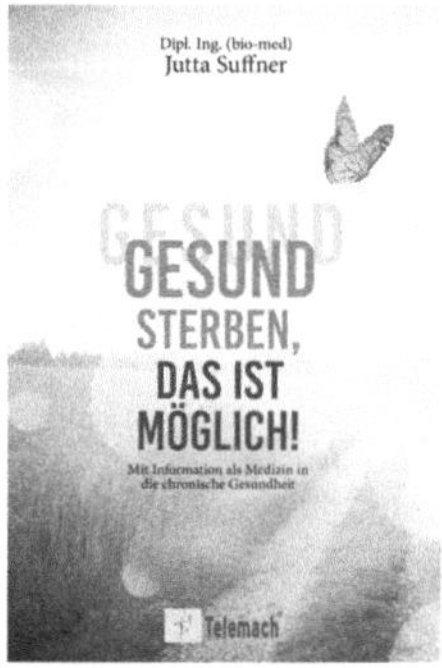

Jutta Suffner
Gesund sterben, das ist möglich!
Mit Information als Medizin in die chronische Gesundheit
196 Seiten
Telemach-Verlag
ISBN: 978-3-98641-040-7
€ 19,99 [DE]

Unsere Sinne werden heutzutage mit Informationen aus den verschiedensten Kanälen überflutet: Nachrichten, Filme, E-Mails, Social Media, Musik etc. Unsere Körper nehmen die unterschiedlichen Informationen auf und verarbeiten sie. Am Schluss hat diese Informationsflut einen erheblichen Einfluss auf uns und kann auch unserer Gesundheit schädigen.

Doch was passiert, wenn wir Informationen zu unserem gesundheitlichen Vorteil nutzen? Erfahren Sie in diesem Buch über den richtigen Umgang mit sich und Ihrem Umfeld, um Ihre Reise in die chronische Gesundheit zu starten. Jutta Suffner zeigt Ihnen, wie Sie Information als Medizin nutzen können und dabei lernen Sie, sich und Ihren Körper wertzuschätzen.

»Im täglichen Hamsterrad des Tuns verlieren wir uns. Die Zeit für Einkehr und Innenschau nehmen wir uns nicht. Jeden Tag schauen wir auf unsere To-Do-Listen und haben das Gefühl, das Leben ist eine unendliche Anstrengung.«

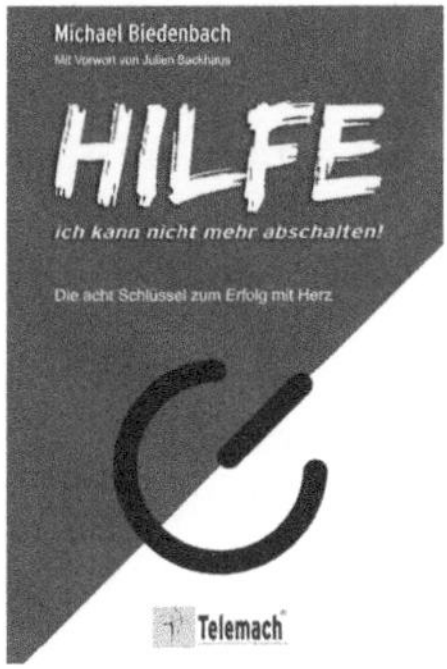

Michael Biedenbach
Hilfe, ich kann nicht mehr abschalten!
Die acht Schlüssel zum Erfolg mit Herz
228 Seiten
Telemach-Verlag
ISBN: 978-3-98641-015-5
€ 17,95 [DE]

Dieses Buch hilft dem Gesundheitsrisiko Nr.1 des 21. Jahrhunderts (nach Ansicht der WHO) zu begegnen: Stress. Es liefert Techniken und Tipps gegen Stress und schafft das nötige Bewusstsein, wie du künftig wieder abschalten kannst. Michael Biedenbach stellt dir acht Erfolgsschlüssel vor, die dir zu einem glücklichen und erfüllten Leben verhelfen, trotz eines intensiven und aufreibenden Jobs.

Die Erkenntnisse zu den acht Schlüsseln werden ergänzt durch Erfolgsinterviews, die der Autor mit der Golflegende Frank Adamowicz, der PR-Expertin und Promi-Coach Jane Uhlig, dem Promi-Personaltrainer Ralf Ohrmann, dem Project Manager bei younity Yann Weibel und dem Ex-Fußball- und Bundesliga-Profi Thomas Sobotzik führte.

»Wir bereiten uns auf alles vor, doch wenn wir über jenen Abschnitt unseres Lebens sprechen, der – im besten Fall – der längste unseres Lebens ist, lassen wir uns in der Regel treiben.«

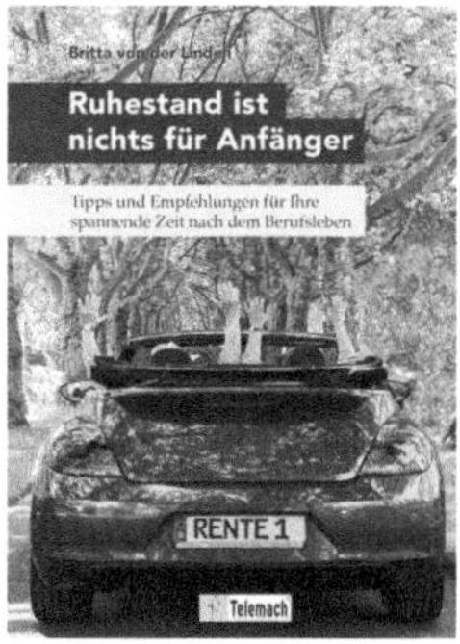

Britta von der Linden
Ruhestand ist nichts für Anfänger
Tipps und Empfehlungen für Ihre spannende Zeit nach dem Berufsleben
236 Seiten
Telemach-Verlag
ISBN: 978-3-98641-012-4
€ 24,95 [DE]

Mit dem Ruhestand beginnt der dritte große Lebensabschnitt und damit auch die vermutlich spannendste Lebensphase. Sämtliche Erfahrungen, die wir während unserer Kindheit und Jugendjahre sowie in unserem Berufsleben sammeln konnten, können wir nun in diesem Lebensabschnitt integrieren.

Wenn Sie alles richtig anstellen, dann beginnt nun Ihre vermutlich beste Zeit Ihres Lebens. Doch das ist einfacher gesagt, als es sich umsetzen lässt. Britta von der Linden unterstützt Sie Schritt für Schritt dabei, Ihren Ruhestand zu planen, die neu gewonnene Zeit sinnvoll und erfüllend zu nutzen, und hilft Ihnen, eine Struktur für diesen neuen Lebensabschnitt zu schaffen.